CPSIA information can be obtained
at www.ICGtesting.com
Printed in the USA
LVHW051634210820
663842LV00013B/303

Venza sus obsesiones

ROBIN
BOOK

Edna B. Foa y Reid Wilson

Venza sus obsesiones

Traducción de Delia Mateovich

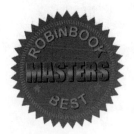

Si usted desea que le mantengamos informado de nuestras publi-
caciones, sólo tiene que remitirnos su nombre y dirección, indicando qué temas le interesan, y gustosamente complaceremos su
petición.

Ediciones Robinbook
información bibliográfica
Industria, 11 (Pol. Ind. Buvisa)
08329 Teià (Barcelona)
e-mail: info@robinbook.com
www.robinbook.com

Título original: *Stop Obsessing!*

© Ediciones Robinbook, s.l., Barcelona
Diseño cubierta: Regina Richling
Ilustración de cubierta: iStockphoto
ISBN: 978-84-9917-354-2
Depósito legal: B-5.676-2014
Impreso por Sagrafic, Plaza Urquinaona, 14 7º 3ª,
08010 Barcelona

Impreso en España - *Printed in Spain*

A todos los pacientes que nos enseñaron
cómo enseñar a los demás

El propósito de este libro no es reemplazar los cuidados y la supervisión del personal médico especializado, ni tampoco la experiencia e información que puede proporcionar un profesional familiarizado con el trastorno obsesivo-compulsivo (TOC). Al contrario, nuestro deseo es que la presente obra sirva, por un lado, de complemento de la experiencia profesional y, por el otro, de ayuda para quienes no pueden beneficiarse de dicha experiencia en el caso concreto del TOC.

Al objeto de preservar la intimidad de las personas cuyos casos se mencionan en estas páginas, tanto sus verdaderos nombres como sus características identificadoras han sido convenientemente alterados.

Prólogo

Durante los últimos cinco años se produjeron dos avances muy importantes en el campo de la salud mental y de los trastornos mentales. En primer lugar, hemos hecho grandes adelantos en la comprensión de las bases biológicas de muchos trastornos psicológicos; en segundo lugar, la investigación clínica seria e intensiva llevada a cabo en nuestros centros de asesoramiento ha demostrado que determinados medicamentos pueden resultar muy útiles en el tratamiento de algunos de estos trastornos.

Además, también se ha producido un desarrollo, igualmente relevante, al que no se ha prestado mucha atención: los tratamientos psicológicos breves y efectivos han llegado a ser asequibles.

No obstante, es muy difícil difundir la información referida a la eficacia de estos tratamientos. Hasta la fecha no existen grandes corporaciones multinacionales que hagan accesibles estos tratamientos a los profesionales de la salud y a sus pacientes, como ocurre con los medicamentos. Mientras esperamos que se produzca este desarrollo, sólo nos queda un método satisfactorio para hacer conocer al público nuestro mejor tratamiento: el programa de autoayuda presentado en forma de libro. Lamentablemente, a las personas que sufren una variedad de trastornos la mayoría de los libros de autoayuda les ofrecen programas de eficacia no demostrada. Más bien, estos programas simplemente representan los pensamientos, sentimientos y, a veces, «caprichos» de un profesional de la salud en particular. Pero la pequeña minoría de libros de autoayuda que ofrece programas de efectividad demostrada puede considerarse un regalo del cielo. *Venza sus obsesiones* es uno de los libros que integra esa minoría.

Este libro es importante por tres razones. Primero, los programas que se describen en él han sido evaluados en los centros de asesoramiento durante más de veinte años y han demostrado ser el mejor tratamiento para el trastorno obsesivo-compulsivo (TOC).

Segundo, entre los autores de este libro se cuenta una de las principales científicas que trabajan en este campo, la doctora Edna Foa, quien, en su larga experiencia con personas que sufren trastornos obsesivo-compulsivos, ha aportado una de las evidencias científicas más importantes sobre este tratamiento y sus variantes. Por su parte, el doctor Reid Wilson, consultor nacional en el campo de la ansiedad y sus trastornos, ha tenido una vasta experiencia en hacer que estos tratamientos resulten tan «amigos del usuario» como sea posible. Tercero, el trastorno obsesivo-compulsivo es uno de los que más requiere la aparición de un libro como éste.

Lamentablemente, muy pocos profesionales de la salud mental poseen experiencia en llevar a la práctica este programa, pues es reciente su inclusión en el plan de estudios de facultades de medicina, seminarios de doctorado en psicología y otros cursos de formación de profesionales de la salud mental. Por lo tanto, cuando se recomienda este programa a alguien que sufre el trastorno obsesivo-compulsivo, el resultado más probable es que en su zona de residencia no exista ningún profesional que esté familiarizado con él. Este libro resuelve esa limitación presentando el programa en un formato práctico. Para los casos más leves, el individuo puede poner en práctica el programa por su cuenta. Para casos más graves, como recomiendan los autores, sería útil trabajar con un profesional de la salud mental siguiendo la versión más intensiva de este programa. En ambos casos, este libro puede ser la mejor noticia para los millones de personas que sufren del trastorno obsesivo-compulsivo en todas sus manifestaciones.

David H. Barlow,
doctor en Filosofía, profesor de Psicología,
director del Center for Stress and Anxiety Disorders,
Departamento de Psicología, Universidad de Albany,
Universidad del Estado de Nueva York.

Introducción

La maldición de las preocupaciones incesantes nos acompaña desde el comienzo de los orígenes de la humanidad. Es el precio que pagamos por ser el único animal con la capacidad de juzgarnos a nosotros mismos y de reflexionar acerca de cómo *deberían* ser las cosas. En circunstancias normales esto puede conducir a grandes logros, pero a veces la facultad de desear saber, anhelar, planificar, sentir, se convierte en enfermedad.

- ¿Nota que se preocupa por cosas que escapan a su control?
- ¿Piensa constantemente en algo que le ha sucedido o que podría sucederle? ¿Le resulta difícil detener estos pensamientos por mucho que lo intente?
- ¿Se siente molesto cuando las cosas que lo rodean no son perfectas?
- ¿Advierte que repite tareas una y otra vez sin motivo?
- ¿Reiteradamente busca en familiares y amigos reafirmación para estos pensamientos o acciones?

Elise se enfrenta a otra noche de insomnio. Una vez más el mercado de valores presentó una baja moderada antes del cierre del día. Cada vez que esto ha ocurrido en los últimos seis meses, ella ha comenzado a preocuparse ante la idea de perder todos sus ahorros en un crash *bursátil. Y alimentando estos pensamientos alarmantes aparecen imágenes de sus hijos que deben dejar el colegio, de su esposo abandonándola, y de la pérdida de su casa y su trabajo. Esa noche, Elise pasará por esas escenas incansablemente, hasta que el cansancio la rinda y logre descansar unas pocas horas.*

11

En el momento en que estaba a punto de afeitarse, Fred creyó advertirse un bulto en un lado del cuello. Procedió a apretarse el bulto con los dedos y no estuvo muy seguro de lo que sintió, pero de todas maneras comenzó a preocuparse. Su padre había muerto de cáncer a los cuarenta y ocho años, y ahora Fred tenía cuarenta y seis. ¿Podría ser un tumor? Durante los dos días siguientes se descubrió palpándose esa zona varias veces por hora. Esa preocupación inquietante interrumpía la mayor parte de sus pensamientos durante todo el día. Cada tarde descargaba su agobio sobre su esposa, mientras le pedía que palpase el mismo punto de su cuello. Habiendo sido partícipe de preocupaciones similares en el pasado, su mujer intentó tranquilizarlo. No obstante, sus palabras no lograron satisfacerle. Ansioso y exhausto, Fred llamó a su médico para concertar la quinta revisión de «emergencia» en seis meses.

La casa de Corene siempre se encuentra preparada para recibir a huéspedes inesperados: la cocina está inmaculada, el cuarto de trabajo y la sala de estar lucen rigurosamente ordenados, y los cuartos de baño se hallan limpios. Con el objeto de mantener este sentido de la limpieza y el orden, Corene manda a sus dos hijos a pasar la mayor parte de su tiempo de recreo fuera de la casa. Cada vez que los niños entran a la casa para pedir un bocadillo o coger otro juguete, Corene se asegura de que se laven las manos. Antes de la cena los niños deben bañarse y ponerse ropas limpias. Todo el que deje ropas u otros objetos desparramados, o no vuelva a colocar las cosas en su lugar apropiado, se expone a ser castigado.

Paul parece haber perdido la confianza en su capacidad para efectuar bien su trabajo. Cada vez que escribe una carta, pide a algún compañero de la oficina que la revise para tener la certeza de que no ha cometido ningún error. Cuando termina una tarea contable, repasa las cifras seis o siete veces. En su casa se le presenta un problema similar: en un ritual de diez minutos de duración, verifica que las ventanas y puertas están cerradas, el horno apagado, la plancha desenchufada, y que él tiene sus llaves y gafas. Verifica el horno una segunda vez, y luego hace lo mismo con sus llaves y gafas. Después de salir de la casa, zangolotea el pomo de la puerta cuatro veces para asegurarse de que quedó trabada.

El mundo no puede ser completamente seguro y perfecto. Y ninguna persona debe esperar eludir la crítica o los errores. Pero de vez en cuando, todos atravesamos por días en los que llegamos a estar excesivamente preocupados por el fracaso, la pérdida de cosas o personas que amamos, las presiones de la responsabilidad. Finalmente, aceptamos que no somos perfectos, que es normal cometer errores y que no es posible pretender controlar el futuro.

En la superficie, Elise, Fred, Corene y Paul parecen haber encontrado modos exagerados de manejar las pequeñas contrariedades de la vida. Pero, en su fuero íntimo, todos ellos se sienten extremadamente ansiosos porque son incapaces de tolerar la incertidumbre y la imperfección. Para casi cinco millones de norteamericanos, esta necesidad de garantizarse certidumbre, seguridad y perfección se ha convertido en una pesadilla continua. Robin es un ejemplo de este tipo de personas.

Robin se inclina sobre el lavabo del cuarto de baño y se enjuaga los antebrazos para quitarse el jabón. Sacude los brazos para que se escurra el agua y se vuelve para salir del baño. Pero no puede. Sus manos todavía están «contaminadas». Vuelve a coger el polvo limpiador y nuevamente se espolvorea las manos ásperas y enrojecidas. Hoy ha pasado más de ocho horas entregada a esta fútil rutina de limpieza. Antes de tender su cuerpo exhausto en la cama por la noche, varias horas más serán dedicadas a fregar, enjuagar y volver a fregar. Mañana repetirá nuevamente la actividad, como hace cada día: diez horas de compulsivo lavado de manos.

Robin tiene cuarenta y tres años. Durante veinticinco años ha padecido este problema. El trastorno comenzó a manifestarse en forma gradual poco después de su boda y durante los primeros años no supuso más que una molestia secundaria. Pero, de manera progresiva, Robin iba preocupándose cada vez más por los gérmenes que imaginaba flotando en el aire a su alrededor. Así fue que empezó a limpiar su casa de manera excesiva, especialmente la cocina y los cuartos de baño. Su preocupación por los gérmenes dominaba no sólo su propia vida, sino también la vida de su familia. Se lavaba repetidamente y hacía lo mismo con su hijo pequeño. E insistía en que su marido se lavase siguiendo sus normas muy minuciosas, tales como enjabonarse cada dedo en forma separada y luego enjuagarse las manos con sumo cuidado.

A pesar de los incesantes esfuerzos de Robin, la tarea de mantener su hogar libre de gérmenes era, por supuesto, imposible. Su única solución fue cerrar herméticamente las habitaciones interiores de la casa, a fin de poder dedicar todo un día a limpiar escrupulosamente uno o dos cuartos.

Al cabo de siete años, la familia vivía sólo en la cocina y en el cuarto de baño del primer piso. No estaba permitida la utilización de ninguna otra habitación de la casa. Durante tres años comieron, durmieron y se vistieron en estas dos pequeñas habitaciones. Finalmente, absolutamente desesperado, el marido de Robin exigió un cambio radical. En consecuencia, la familia decidió comenzar por vender la casa. Para librarse de la contaminación, vendieron todos sus muebles, incluyendo algunos hermosos ejemplares antiguos que Robin había heredado de su abuela. Su nuevo comienzo incluyó una casa recientemente construida y muebles acabados de comprar. Ahora la familia podía volver a desplazarse libremente por toda la casa, y Robin pudo continuar con su limpieza.

Pero, después de transcurrido un año, la preocupación por la contaminación volvió a apoderarse de ella. Y fue cerrando una habitación tras otra, hasta que volvieron a encontrarse viviendo en la cocina y un cuarto de baño.

Robin nunca buscó tratamiento para su problema psicológico. Después de más de dos décadas, la familia continúa viviendo en dos cuartos, sólo que ahora reside en una tercera casa. Los tres hijos, de diecinueve, quince y catorce años, siguen confinados a la cocina con sus padres.

Durante los últimos veinte años los psicólogos y psiquiatras han estado investigando métodos eficaces para ayudar a las personas a vencer las preocupaciones injustificadas y los comportamientos compulsivos. Miles de profesionales de la salud mental de todo el mundo participaron en estos estudios, con gran éxito.

No obstante, la mayoría de las personas ha tenido que buscar la ayuda de un profesional especializado para beneficiarse de estos nuevos descubrimientos. Ésta no ha sido una tarea fácil, pues los expertos se hallan reunidos en unos pocos centros importantes de investigación en todo el mundo. Nuestra clínica recibe numerosas llamadas de todos los puntos de Estados Unidos pidiendo referencias, pero la mayor parte de estas indagaciones reciben la decepcionante respuesta: «No existen expertos en su zona de residencia».

Sin embargo, la *buena* nueva es que mucha gente que se angustia y repite comportamientos innecesarios ahora puede ayudarse a sí misma. La investigación reciente ha demostrado que las instrucciones escritas de autoayuda destinadas a la superación de estos problemas pueden ser tan efectivas como la terapia. El objetivo de este libro es brindar alivio a sus preocupaciones y compulsiones en el seno de su hogar. Los programas que se describen se basan en los resultados de veinte años de estudio. Esta información le enseñará a dejar de perder su tiempo en preocupaciones y actividades incesantes e innecesarias, permitiéndole comenzar a disfrutar de la vida en nuestro mundo imperfecto.

En los capítulos iniciales de este libro le ayudaremos a entender mejor la dinámica de las obsesiones y compulsiones. La comprensión de la dinámica de estos trastornos es importante para el aprendizaje de las técnicas específicas que sugeriremos en los capítulos finales. Cuanto más conocimiento obtenga acerca de sus síntomas, más fácil le resultará tomar medidas tendentes a superarlos.

En el capítulo 2 recibirá información acerca de los tipos más graves de TOC. Aun cuando el capítulo 2 está dividido en siete modelos de síntomas diferentes, estos tipos no son exclusivos. Muchas de las personas que sufren estos síntomas experimentan más de una clase de ritual. Por consiguiente, para ayudarle a planificar su programa de autoayuda, trataremos cada ritual por separado a lo largo del libro.

A continuación, el capítulo 3 lo pondrá en condiciones de analizar su problema obsesivo-compulsivo (OC). Mediante una serie de cuestionarios, lo guiaremos en este análisis. Sus respuestas determinarán la fase de su trastorno, a fin de que pueda planificar su propio programa de autoayuda. Le resultarán útiles para decidir si debe buscar el asesoramiento de un profesional de la salud mental, o si puede seguir las instrucciones de este libro por su cuenta. Y le ayudarán a determinar si debe centrar sus esfuerzos sólo en el programa inicial de autoayuda (segunda parte de este libro), o también en el programa intensivo de tres semanas (tercera parte).

La segunda parte describe el programa que debería seguir en primer lugar. Está diseñado tanto para aquellas personas que tienen preocupaciones insistentes, como para aquellas otras con síntomas más serios. Aprenderá a obtener perspectiva sobre sus preocupaciones y obsesiones, a encontrar la manera de liberarse de sus obsesiones y a controlar sus compulsiones. Estos objetivos pueden lograrse mediante la utilización de muchas técnicas que describimos en los capítulos 4, 5 y 6. Estas técnicas serán ilustradas con ejemplos, a fin de facilitar su aptitud para aplicarlas a sus propios síntomas.

Algunas personas serán capaces de superar sus preocupaciones exageradas y sus comportamientos compulsivos siguiendo las instrucciones de la segunda parte, sin tener necesidad de poner en práctica los programas descritos en la tercera parte. Si después de completar la segunda parte no ha obtenido el control suficiente de sus pensamientos o acciones, entonces pase al programa señalado en la tercera parte. (O, si dedica más de dos horas por día a sus síntomas, le resultará provechoso seguir con la tercera parte, después de haber terminado con la segunda.) La tercera parte describe en forma detallada un programa intensivo de tres semanas que ha tenido mucho éxito con ritualizadores obsesivo-compulsivos. En el capítulo 7 presentamos el programa profesional cognitivo-conductual de TOC, que se considera el tratamiento preferido para este trastorno. El programa de este tratamiento nos ha servido de modelo para diseñar el plan intensivo de autoayuda de tres semanas que se describe en el capítulo 8. Este plan le enseña a trazar un programa de autoayuda, que le será de utilidad para disminuir sus preocupaciones obsesivas y sus impulsos de ritualizar. A todos los que sigan las instrucciones de la tercera parte, los alentamos a hacerlo con la ayuda de un amigo, de un miembro de la familia o de un profesional de la salud mental que le brinde apoyo.

En los últimos años se han descubierto varios medicamentos útiles para el tratamiento del TOC, que serán tratados en el capítulo 9.

Los capítulos finales ofrecen palabras estimulantes por parte de individuos obsesivo-compulsivos que han puesto en práctica programas intensivos cognitivo-conductuales y lograron dominar sus síntomas. Estos individuos ofrecen sus relatos con la expresa esperanza de que usted también encuentre el valor y la determinación necesarios para superar este trastorno abrumador, pero curable. Ellos lo hicieron, de modo que también puede hacerlo usted.

Usted *puede* vencer. Ahora es el momento para dejar de pensar que sus problemas son excesivos, o que han persistido a lo largo de muchísimos años. Llegue a sentir interés acerca de *cómo* puede cambiar estas viejas pautas. Descubra lo que tiene en común con las numerosas personas cuyos relatos triunfales se incluyen en este libro. Y luego comprométase a practicar las instrucciones que se le brindan. Si está dispuesto a dedicar tiempo, valor y determinación a este empeño, y si se asegura la ayuda de aquellos que sustenten sus esfuerzos, entonces usted también puede cambiar.

Primera parte

Comprensión de su problema

1. ¿Tiene usted obsesiones o compulsiones?

La mayoría de nosotros sabe lo desagradable que puede ser el agobio de las preocupaciones incesantes. Durante las vacaciones, mientras conduce por la autopista en dirección a la playa, usted piensa: «¿Me acordé de desenchufar la plancha?». Se tranquiliza diciéndose que lo hizo. Empero, unos segundos más tarde el interrogante reaparece, con la misma intensidad: «¿Lo hice realmente?». Ahora, en su mente se representan las consecuencias catastróficas de una eventual negligencia: «Si la dejé enchufada, podría recalentarse. Podría caer al suelo y hacer que se prenda fuego la alfombra. ¡Entonces se incendiaría la casa!». Durante varios minutos, por más que lo intente, no puede liberarse de su incertidumbre.

Las *preocupaciones insistentes* implican pensamientos que causan aflicción y ansiedad. Pero los pensamientos molestos específicos implicados en la preocupación cambian de un día a otro. Si su jefe pasa a su lado por un pasillo sin sonreirle, usted puede preocuparse pensando: «Quizás está enojado conmigo». Incluso podría rumiar sobre el incidente durante varias horas ese día. Pero al día siguiente olvida esta inquietud y pasa a otra.

Las *obsesiones*, por otra parte, son preocupaciones relativamente estables: los mismos pensamientos, imágenes o impulsos aparecen en forma reiterada y resultan perturbadores y alarmantes, llegando a provocar a menudo un sentimiento de vergüenza. Los intentos del invidividuo por desecharlos son, en la mayoría de los casos, infructuosos.

El contenido de las obsesiones varía de un individuo a otro. Algunas obsesiones, como la de Fred, son preocupaciones persistentes acerca de la posibilidad de llegar a enfermar. Otras, como la de Paul, se refieren al descuido de las responsabilidades y al daño que esto puede ocasionar: olvidar apagar el quemador de la estufa y provocar el incendio de la casa, u olvidar echar el cerrojo a las puertas por la noche y que la familia sufra el asalto de un atracador. Formas más graves de obsesiones, como la de Robin, se relacionan con la contaminación, tales como el contacto con gérmenes al coger objetos o tocar a alguien. Con todo, otras personas experimentan preocupación acerca de la comisión involuntaria de actos violentos, tales como envenenar al cónyuge o apuñalar a un hijo.

No resulta sorprendente que la mayoría de los individuos busque modos de conseguir alivio para sus preocupaciones y obsesiones, aunque sea de manera temporal. Deseamos deshacernos de las obsesiones y evitar las consecuencias terribles y alarmantes que puedan producirse. Tal vez usted actúa como esas personas que adoptan determinados comportamientos o pensamientos llamados *compulsiones,* o *rituales*, para obtener alivio. Si bien tales comportamientos pueden ser persistentes, repetitivos, involuntarios y difíciles de soportar, son los únicos modos que usted conoce, hasta la fecha, para controlar la inquietud. Por consiguiente, cada vez que las inquietudes comienzan, usted siente el impulso de ejecutar ese ritual. Expresado en términos sencillos, las obsesiones son pensamientos o imágenes que *provocan* su aflicción; las compulsiones son todas las acciones o pensamientos que *reducen* esa aflicción. Hemos ilustrado esta secuencia en el diagrama de la página 23.

Por ejemplo, después de cerrar la puerta principal, Paul comienza a dudar acerca de si realmente le echó el cerrojo o no. Una puerta sin el cerrojo echado significa que alguien puede entrar a la casa y robar los bienes de la familia, quedándose dentro para atacar, a él o a sus hijos, cuando regresen. Para tener certeza de su seguridad, zangolotea el pomo de la puerta cerrada cuatro veces antes de marcharse. Las compulsiones pueden ser una molestia simple como la de verificar la puerta por parte de Paul, o tan agobiante como el lavado de manos en el caso de Robin. Otros rituales incluyen la limpieza, comprobación o verificación de los objetos, la colocación de objetos en un orden exacto y la repetición de acciones, palabras, frases o plegarias, todo ello con el propósito de reducir la aflicción.

El *trastorno obsesivo-compulsivo* es considerado un trastorno de ansiedad. Esta familia de problemas psicológicos incluye a personas que experimentan ansiedad general, fobias y miedos. Para que a alguien se le diagnostique que padece de TOC la persona debe presentar los síntomas que responden a los criterios del *Diagnostic and Statistical Manual of Mental Disorders* de la American Psychiatric Association; un profesional de la salud mental puede

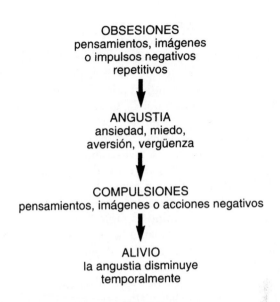

OBSESIONES
pensamientos, imágenes
o impulsos negativos
repetitivos

↓

ANGUSTIA
ansiedad, miedo,
aversión, vergüenza

↓

COMPULSIONES
pensamientos, imágenes o acciones negativos

↓

ALIVIO
la angustia disminuye
temporalmente

LA RELACIÓN ENTRE OBSESIONES Y COMPULSIONES

ayudar a realizar este diagnóstico. De acuerdo con esta definición, se comprueba si sus obsesiones o compulsiones son lo bastante serias como para interferir con sus actividades sociales y laborales cotidianas, como sucede en el caso de Robin. Durante años, los expertos en salud mental han estimado que sólo el 0,5 % de la población general sufre de TOC. Pero según los estudios recientes, esta estimación se ha incrementado hasta casi el 2,5 %. En la actualidad se considera que aproximadamente cinco millones de personas en Estados Unidos sufren de TOC. Se considera que son muchos más quienes experimentan los síntomas obsesivo-compulsivos, pero con menos severidad que aquellos que responden a los criterios de la American Psychiatric Association para definir este trastorno.

Las técnicas de autoayuda que se presentan están diseñadas para beneficiarle no sólo si sufre del TOC, sino también si padece formas más leves de comportamientos rituales compulsivos, o si es una persona que se preocupa de manera exagerada. No obstante, para mayor simplicidad, a lo largo del libro todos los síntomas serán tratados como si fuesen lo bastante serios para recibir el diagnóstico de TOC.

23

¿Puede funcionar la autoayuda?

Aun cuando muchas personas sufren de preocupación excesiva, hasta hace muy poco tiempo no se disponía de programas específicos para ayudar a los angustiados del mundo, y lo mismo se aplica a aquellos que sufren del TOC. En la mayoría de los libros de textos de salud mental, incluso en épocas tan recientes como la década de los setenta, se consideran escasas las posibilidades de recuperación del trastorno obsesivo-compulsivo. Pero durante los últimos veinte años muchos investigadores clínicos han estado explorando la utilización de un nuevo tratamiento, llamado *terapia cognitiva-conductual*, para una variedad de problemas psicológicos. Expresado en términos simples, esta terapia consiste en técnicas específicas que ayudan a la gente a librarse de sus imágenes, pensamientos y creencias no deseados, así como a aliviar sus compulsiones. Con la asistencia de un profesional de la salud mental, los individuos identifican sus pensamientos aflictivos específicos y aprenden a sustituirlos por otros más constructivos. Trabajan directamente en diferentes modos de dejar de ser atemorizados por sus imágenes mentales y de aprender a hacer frente a esas situaciones que han eludido en el pasado.

Si usted padece de TOC, en la actualidad existen grandes posibilidades de que pueda recuperarse y volver a llevar una vida normal. Con todos los adelantos que se han realizado en la terapia cognitiva-conductual, casi el 7 % de las personas con TOC severo finalmente es capaz de retomar sus actividades cotidianas habituales. No todas ellas experimentan la ausencia total de síntomas del TOC, pero la mayoría siente que su vida ha mejorado en forma significativa después del tratamiento y que dicha mejoría ha demostrado mantenerse con el paso del tiempo.

Durante el tratamiento cognitivo-conductual, los terapeutas guían a los pacientes a través de un programa práctico estructurado y gradual. A lo largo de los últimos diez años, los terapeutas han reducido el tiempo que trabajan directamente con los pacientes del TOC, mientras siguen manteniendo resultados satisfactorios. La investigación en Inglaterra descubrió que las personas que padecían TOC y utilizaron instrucciones escritas de autoayuda, con mínima conducción profesional, lograron reducir sus obsesiones y compulsiones. Hemos escrito este libro para ampliar los esfuerzos realizados en Inglaterra, pues creemos que muchas de las personas que sufren de preocupaciones exageradas y TOC pueden superar sus síntomas sin la asistencia directa de un profesional de la salud mental. Si usted experimenta formas moderadas de preocupación obsesiva o comportamientos compulsivos, esperamos que sea capaz de mejorar trabajando por su cuenta con este libro. Con el propósito de sacar el mayor provecho de este programa de autoayuda, tal vez quiera asegurarse la ayuda de un amigo o miembro de la familia que sustente su empeño.

La decisión concerniente a escoger el programa de autoayuda o buscar tratamiento profesional debería basarse en la gravedad de sus síntomas. Si sus obsesiones son intensas y frecuentes y sus rituales son amplios, le aconsejamos que busque la asistencia de un profesional de la salud mental especialmente preparado para trabajar con el TOC. Este individuo puede ayudarle a seguir los pasos de autoayuda trazados en este libro. En el capítulo 3 se presenta una serie de preguntas que le ayudarán a decidir si debe buscar ayuda profesional.

Ya sea que trabaje por su cuenta o con un profesional, debe adherirse de manera consecuente al programa que escoja. A menudo, las obsesiones y compulsiones son intensas y compelidoras, por lo que sus intervenciones deben ser precisas y enérgicas. Si actúa con desinterés o pone en práctica sus nuevas habilidades con muy poca frecuencia, las posibilidades de superar sus síntomas son escasas. Pero si persiste diariamente con un programa bien estructurado, es probable que llegue a experimentar mejoría al cabo de pocos días.

En este punto, lo más importante es que sepa que puede mejorar. Miles de personas han utilizado las técnicas cognitivo-conductuales para liberarse ellas mismas de estos problemas. Describiremos los modos en que puede vencer sus síntomas y lo guiaremos a través del proceso real de autoayuda.

Sabemos cuán penoso puede resultarle sufrir estos síntomas en soledad. La mayoría de las personas no conoce a nadie que hable abiertamente de sufrir obsesiones o compulsiones. Hasta hace muy poco tiempo, el estigma asociado al hecho de ser obsesivo-compulsivo era muy fuerte. No nos sorprendería que no se atreva a tratar sus problemas con cualquiera, ni siquiera con familiares o amigos íntimos.

Usted necesita dejar de sufrir en silencio. Encuentre un amigo que le brinde apoyo y háblele de sus trastornos. Luego, dé el paso siguiente, vaya más lejos reconociendo y admitiendo la naturaleza de su problema: comience a tomar medidas para controlarlo. Este libro le ayudará a hacerlo. Lo que ponemos a su servicio es más que una esperanza; hemos trazado una senda que usted puede emprender para encaminarse hacia la recuperación. Es un camino que otros pacientes han seguido con éxito. (Algunos de ellos compartirán sus experiencias con usted en el último capítulo.) Descubra su fortaleza interior y luego, paso a paso, vuelva a asumir el control de su vida.

¿Qué síntomas obsesivo-compulsivos tiene usted?

En las páginas siguientes definimos los siete tipos más comunes de trastorno obsesivo-compulsivo. Lea atentamente estas descripciones para comprobar si algunas de ellas describen sus síntomas. Advertirá que la mayor parte de los tipos de TOC están clasificados de acuerdo con el ritual (tal como verificar, acumular u ordenar). Según afirmamos anteriormente, es común que una persona se entregue a más de un ritual.

Los «LAVADORES» y los «LIMPIADORES» son personas a las que carcomen obsesiones relacionadas con la contaminación a través de determinados objetos o situaciones. Ejemplos de ello son las secreciones corporales, los gérmenes, la enfermedad y los productos químicos. Para eliminar cualquier posible contaminación crearán uno o más rituales, tales como lavarse las manos en forma excesiva, tomar duchas prolongadas, o limpiar la casa durante horas. En ciertas ocasiones la acción de lavarse o limpiar se ejecuta con el objeto de evitar consecuencias no deseadas, que pueden ser la muerte o la enfermedad. No obstante, muchas veces el ritual simplemente tiene por finalidad restaurar una sensación de tranquilidad. Las actividades de lavar y limpiar se realizan de manera repetitiva y el tiempo diario que se les dedica varía desde media hora hasta diez horas o más. La persona que padece este tipo de obsesión es capaz de llegar a situaciones extremas en su afán por evitar el contacto con agentes contaminantes. Podría clausurar determinadas habitaciones de la casa o negarse a tocar cualquier objeto doméstico que se haya caído al suelo.

Los «VERIFICADORES» son personas que inspeccionan de manera excesiva con el propósito de evitar que ocurra una determinada «catástrofe». Preocupaciones comunes son inspeccionar la estufa o aparatos eléctricos para prevenir incendios, verificar que las ventanas y puertas estén bien cerradas para impedir que entren ladrones, y repasar el trabajo realizado para eludir los errores y la crítica. En general, esta clase de personas inspeccionará un objeto una vez, luego inmediatamente dudará de haber realizado la verificación en forma adecuada, por lo que tendrá que repetir la comprobación. Algunos «verificadores» persistirán durante horas en este frustrante ciclo de verificación, duda y vuelta a verificar. Para conseguir alivio suelen solicitar a otros que asuman la responsabilidad de tareas tales como cerrar bien la casa cuando ellos salen.

Los «REPETIDORES» son aquellos individuos que se empeñan en la ejecución de acciones repetitivas. Toda vez que acude a su mente un pensamiento alarmante, se sienten compelidos a repetir alguna acción para impedir que ese pensamiento se convierta en realidad. Por consiguiente, igual que los «verificadores», se proponen evitar o neutralizar las posibles catástrofes. No obstante, a diferencia de ellos, los «repetidores» no pueden identificar una conexión lógica entre la obsesión y la compulsión. De hecho, a menudo en su pensamiento está presente una cualidad mágica, como puede ser la idea de impedir la muerte del cónyuge entregándose a la acción de vestirse y desvestirse repetidamente hasta que la imagen mental de la posible defunción desaparece.

Los «ORDENADORES» son personas que exigen que las cosas que las rodean estén dispuestas de acuerdo con determinadas pautas rígidas, incluyendo distribuciones simétricas. Por ejemplo, pueden necesitar que la cama esté hecha de manera impecable, sin una sola arruga. O pueden llegar a disponer las píldoras vitamínicas que ingieren cada día formando un diseño especial sobre el mostrador de la cocina, recomponiendo el diseño siempre que saquen una píldora. Los «ordenadores» dedican mucho tiempo a cerciorarse de que las cosas estén en el «lugar correcto» y advierten de inmediato cuando se ha modificado cualquier disposición pautada. Con frecuencia, se sentirán exageradamente molestos si otra persona ha reacomodado sus cosas. Normalmente, los «ordenadores» no temen los desastres inminentes. Más bien se sienten compelidos a entregarse a la acción ritual debido a una sensación general de incomodidad que surge cuando las cosas no se presentan «a la perfección».

Los «ACUMULADORES» coleccionan objetos insignificantes, de los que no pueden desprenderse. Un «acumulador» podría ir caminando por la calle y detenerse a recoger trocitos de papel, que almacenará en su casa ante la eventualidad de llegar a necesitarlos en alguna ocasión futura. Mientras que los demás piensan que esas colecciones son inservibles, el «acumulador» les atribuye un gran valor. Ciertos individuos acumularán periódicos durante décadas por si algún día llegan a necesitar un artículo específico. En los casos graves, toda la casa de esta persona llega a estar tan abarrotada con tales colecciones que se hace necesario alquilar un espacio adicional para almacenarlas.

Los «RITUALIZADORES MENTALES» acostumbran a apelar a pensamientos o imágenes repetitivos, llamados compulsiones mentales, con el objeto de contrarrestar su ansiedad provocadora de ideas o imágenes, que constituyen las obsesiones. En la superficie, los «ritualizadores mentales» pueden parecen iguales a los «obsesivos puros», pues ambos tienen pensamientos reiterativos y no se entregan a ningún ritual de comportamiento. Pero las ideas de los «obsesivos puros» *provocan* ansiedad y angustia, mientras que los «ritualizadores mentales» tienen obsesiones, así como ceremoniales de pensamiento, que *reducen* la aflicción obsesiva. Las pautas de los «ritualizadores mentales» son similares a las de los «repetidores», pero los primeros se centran en *pensamientos* rituales reiterativos en vez de hacerlo en *comportamientos*. Los rituales más comunes son rezar, repetir ciertas palabras o frases, y contar. Stewart, por ejemplo, creía que el número tres le traería mala suerte y el seis buena suerte. Toda vez que aparecía en su mente un pensamiento que incluía el número tres, Stewart repetía varias veces el número 6 para eludir la mala suerte. Los «ritualizadores mentales» también tratarán de recordar determinados acontecimientos con lujo de detalles o de repetir una lista mental como una manera de asegurarse tranquilidad. Por ejemplo, Dan, un hombre de sesenta y siete años, pasaba varias horas al día sometiendo a prueba su memoria tratando de recordar acontecimientos carentes de importancia, para convencerse a sí mismo de que no estaba desarrollando el mal de Alzheimer.

Los «ATORMENTADOS» y los «OBSESIVOS PUROS» experimentan pensamientos negativos reiterados, que resultan incontrolables y bastante perturbadores. No obstante, a diferencia de quienes sufren los demás tipos de TOC, no se entregan a comportamientos reiterativos, tales como lavarse las manos o verificar la cerradura de las puertas, ni tienen compulsiones mentales, tales como orar o contar. Sus preocupaciones se centran en los sucesos cotidianos más sencillos o en pensamientos alarmantes, violentos, incluso vergonzantes. Ejemplos comunes son el hecho de prestar excesiva atención a problemas relacionados con la salud, quedar atrapados en acontecimientos traumáticos del pasado, o preocuparse por el posible fracaso en alguna tarea futura. Elise, que fue mencionada en la introducción, pasaba muchas horas cada día preocupándose por la eventualidad de perder todos sus ahorros debido a un *crash* bursátil y no poder educar a sus hijos. Pero no desarrolló ningún comportamiento compulsivo que pudiese aliviar temporalmente su aflicción. Ejemplos más graves incluyen imágenes vergonzantes de conducta sexual incorrecta, o impulsos de matar o hacer daño, a ellos mismos o a personas queridas. Durante horas o, a veces, varios días consecutivos la persona puede persistir en la angustia que le provoca la idea de que estos hechos puedan llegar a ser realidad.

El siguiente cuestionario le ayudará a identificar los tipos de problemas que más le perturban. Lea detenidamente las afirmaciones enumeradas y marque las que se aplican a usted. Si marca *dos* o más ítems en cualquier grupo, ello indica que debería centrarse específicamente en estas cuestiones en su programa de autoayuda. No se sorprenda si marca más de un ítem en *varios* grupos. Muchas personas tienen más de un tipo de síntomas de TOC.

IDENTIFICACIÓN DE SU PROBLEMA

A. ¿Qué síntomas le molestan?
Coloque una marca en cada ítem que le ha perturbado en el último mes.

Lavar y limpiar

_____ 1. Evité tocar ciertas cosas debido a la posible contaminación.
_____ 2. Tengo dificultad para recoger los objetos que se han caído al suelo.
_____ 3. Limpio mi casa de manera excesiva.
_____ 4. Me lavo las manos de manera excesiva.
_____ 5. Me ducho o tomo baños exageradamente prolongados con frecuencia.
_____ 6. Me preocupo de modo exagerado por los gérmenes y las enfermedades.

Verificar y repetir

_____ 1. Frecuentemente tengo que verificar las cosas una y otra vez.

_____ 2. Tengo dificultad para terminar las cosas que emprendo porque repito acciones.

_____ 3. A menudo repito acciones con el objeto de impedir que suceda algo malo.

_____ 4. Me preocupo excesivamente por la posibilidad de cometer errores.

_____ 5. Me preocupa excesivamente la idea de hacer daño a alguien.

_____ 6. Ciertos pensamientos que irrumpen en mi mente me llevan a realizar las cosas una y otra vez.

Ordenar

_____ 1. Debo tener determinadas cosas a mi alrededor dispuestas de acuerdo con un orden específico.

_____ 2. Paso mucho tiempo asegurándome de que las cosas están en el lugar correcto.

_____ 3. Noto de inmediato cuando mis cosas están fuera de lugar.

_____ 4. Es importante que mi cama esté hecha de manera impecable.

_____ 5. Necesito disponer ciertas cosas siguiendo unas pautas específicas.

_____ 6. Me molesta muchísimo que otros cambien mis cosas de lugar.

Acumular

_____ 1. Tengo dificultad para tirar cosas.

_____ 2. Me descubro llevando a casa objetos aparentemente inservibles.

_____ 3. Con el paso de los años mi casa ha llegado a estar abarrotada de colecciones de objetos.

_____ 4. No me gusta que otras personas toquen mis cosas.

_____ 5. Me encuentro incapaz de desembarazarme de las cosas.

_____ 6. Los demás piensan que mis colecciones son inservibles.

Rituales mentales

_____ 1. La repetición mental de ciertas palabras o números me hace sentir bien.
_____ 2. A menudo tengo que decirme a mí mismo ciertas cosas una y otra vez con el objeto de sentirme seguro.
_____ 3. Suelo descubrirme dedicando muchísimo tiempo a rezar sin propósitos religiosos.
_____ 4. Los «malos» pensamientos me obligan a concentrarme en pensamientos «buenos».
_____ 5. Trato de recordar acontecimientos con todo detalle, o de hacer listas mentalmente para impedir consecuencias desagradables.
_____ 6. A veces, el único modo de mantener la calma es pensar en las cosas «correctas».

Preocupaciones atormentadoras y obsesiones puras

Mientras no me entrego a ningún ritual de comportamiento o de pensamiento:
_____ 1. A menudo me siento intranquilo por pensamientos desagradables que irrumpen en mi mente contra mi voluntad.
_____ 2. Habitualmente tengo dudas acerca de las cosas simples que realizo en mi vida cotidiana.
_____ 3. No tengo ningún control sobre mis pensamientos.
_____ 4. Con frecuencia los pensamientos que irrumpen en mi mente son vergonzantes, alarmantes, violentos o extraños.
_____ 5. Temo que mis pensamientos catastróficos se hagan realidad.
_____ 6. Cuando comienzo a preocuparme no puedo detenerme fácilmente.
_____ 7. Acontecimientos leves, insignificantes, hacen que me preocupe de manera excesiva.

B. En el último mes, ¿cuánto tiempo pasó, en un día normal, entregado a estos síntomas?

	Horas	Minutos
Lavar y limpiar		
Verificar y repetir		
Ordenar		
Acumular		
Rituales mentales		
Preocupación atormentadora u obsesión		

Ahora sume el número de horas y minutos consignados en el apartado *B*. Si pasó más de dos horas cada día obsesionándose o ritualizando cualquier tipo de síntomas, puede necesitar ayuda profesional para que lo guíe en la aplicación de este programa. En el capítulo 3 le ayudaremos a tomar esa decisión.

Rasgos comunes de los obsesivo-compulsivos

Con el objeto de prepararlo para el programa de autoayuda que se presenta en el libro, en primer lugar nos gustaría ayudarle a entender la naturaleza del trastorno. En este apartado describiremos siete rasgos comunes a las personas que tienen obsesiones y compulsiones. Los tres primeros se relacionan con las obsesiones y la preocupación en general; los cuatro últimos se refieren a quienes experimentan obsesiones y compulsiones. No todas las características son experimentadas por todos los individuos que padecen TOC, por lo que no debe sorprenderse si sólo reconoce algunas. Cuando identifique las tendencias que son relevantes para su caso, comenzará a entender mejor sus propios síntomas.

1. Sus preocupaciones y obsesiones implican inquietud por las consecuencias catastróficas. A menudo, la aflicción persistente que acompaña a una obsesión refleja el temor al daño que pueda sobrevenirle a usted o a los demás. Por ejemplo, la persona preocupada por el dinero podría imaginar que pierde el trabajo y luego no puede hacer frente a los pagos mensuales de sus deudas. La compañía hipotecaria se quedará con la casa, el banco se quedará con el coche. Esto supondrá vivir en un apartamento pequeño e ir a trabajar en autobús. Pero la ruta del autobús no resulta útil para dirigirse a muchos trabajos. Como resultado, el individuo permanecerá desempleado durante meses y posiblemente terminará viviendo en las calles.

Habitualmente, un «verificador» tendrá esta misma clase de miedo respecto de las consecuencias horribles derivadas de errores o descuidos. Cuando se le pregunta por las causas de esta necesidad de inspeccionar, una respuesta característica es: «Estoy verificando las puertas y ventanas porque no quiero que entre cualquiera, mate a mis hijos y se apodere de todo lo que poseo. Si eso ocurre, sería mi culpa, y los demás me tacharían de irresponsable». Otro «verificador» podría decir: «Si no repaso mis escritos a máquina siete u ocho veces, mi jefe me hará notar todos mis errores, y me sentiré avergonzado». En forma similar, un «lavador» suele centrarse en algunos efectos temidos debidos al contacto con la suciedad o la contaminación: «¿Qué pasará si no lavo a fondo? ¿Enfermaré? ¿Haré que enfermen otras personas? ¿Qué pasará si toco algo y no me lavo?».

2. *Hay veces en que usted sabe que sus obsesiones son irracionales.* La mayoría de los ansiosos y obsesivo-compulsivos estarían de acuerdo en afirmar que sus obsesiones carecen de sentido. En los momentos en que no están perturbados por sus síntomas, reconocerán que es muy probable que no se conviertan en indigentes, que no serán humillados por sus jefes si cometen un error en un escrito a máquina, o que no se pondrán enfermos por no haberse lavado las manos cinco veces. Empero, cuando comienzan a preocuparse, temen esas posibilidades.

Sin embargo, algunos creen verdaderamente que sus miedos están enraizados en la realidad. Por ejemplo, Anthony estaba obsesionado con el pensamiento de que iba a contraer la leucemia al entrar en contacto con víctimas de ese mal, que luego contagiaría a sus hijos y a su esposa. En una ocasión que su padre visitó a un amigo en el hospital, Anthony creyó que su progenitor estaba contaminado con gérmenes de leucemia. Puesto que él y su padre iban al mismo dentista, pensó que su padre había transmitido los gérmenes al dentista. Por consiguiente, Anthony dejó de visitar a ese dentista. Estaba absolutamente seguro de que si volvía a la consulta del dentista contagiaría a su propia familia con la leucemia fatal.

3. *Usted intenta resistirse a sus obsesiones, pero eso no hace más que agravarlas.* Puesto que los pensamientos o imágenes obsesivos le causan tanta aflicción o miedo, usted quiere librarse de

ellos. Cuando un pensamiento es aterrador, naturalmente hace todo lo que puede para eliminarlo. Pero al luchar contra ese pensamiento, termina alentando su persistencia.

Esto supone que sus obsesiones se mantengan en parte a través de la paradoja: cuanto más las combate, más difícil le resulta desecharlas. Cuanto más activamente se resiste a ellas, éstas parecen volverse más pertinaces. Un dilema similar experimentan los insomnes: cuanto más se esfuerzan por dormirse, más difícil les resulta lograrlo.

¿Por qué ocurre esto? Cuando usted ofrece resistencia a un pensamiento, establece una «relación» especial con él, una relación de contrarios. ¿Recuerda lo que sucede cuando se coloca el extremo norte de un imán junto al extremo sur de otro? ¡Los contrarios se atraen! Cuando usted llega a sentir miedo de volver a tener un pensamiento específico, su cuerpo se pone a la defensiva y produce una sustancia química llamada *epinefrina*. La epinefrina lo prepara para luchar: sus músculos se tensan, los latidos de su corazón se aceleran, su respiración se hace más agitada y *sus pensamientos empiezan a desbocarse*. ¿Y cuáles son los pensamientos que naturalmente atraviesan por su mente a toda prisa? ¡Cómo no volver a tener esa obsesión! Al asustarse o tratar de evitar que vuelvan a aparecer esos pensamientos preocupantes, la respuesta de su cuerpo vuelve a traerlos a su mente.

A continuación se incluye una lista parcial de los modos en que sus pensamientos y acciones pueden estimular el regreso de las obsesiones:

- si teme a sus obsesiones,
- si lucha activamente contra ellas,
- si se esfuerza por evitar cualquier situación que pueda recordárselas,
- si se fija el objetivo de no tener otra obsesión «nunca más»,
- si se preocupa acerca de la próxima vez que pueda tener una obsesión.

Cada una de estas acciones invita a sus pensamientos terribles a regresar provocando una tensión dinámica entre usted y sus obsesiones. El hecho de llegar a ser consciente de este carácter paradójico de sus obsesiones puede ser la piedra angular para controlarlas. Cuando aprenda modos para dejar de combatir sus pensamientos obsesivos, éstos disminuirán en frecuencia e intensidad. En el capítulo 5 le enseñaremos cómo hacerlo.

4. *Los rituales compulsivos le brindan un alivio pasajero.* Si le preocupa la posibilidad de dejar encendido el horno de la cocina en forma accidental, lo mejor que puede hacer es verificarlo antes de abandonar la casa para asegurarse de que está apagado. Si usted es una persona que tiene horrendas imágenes reiteradas acerca de que un quemador de la cocina que ha quedado encendido provocará el incendio de la casa, entonces sentirá una urgencia aún más intensa de asegurarse de que el horno esté apagado. Una ojeada al botón del quemador puede no resolver el problema, pues la consecuencia temida está presente en su mente con demasiada intensidad. En estas situaciones, algunas personas desarrollan pautas de acción específicas con el objeto de reducir su ansiedad. Por ejemplo, podrían tocar cada botón del horno cinco veces mientras pronuncian los números. Si esto se ejecuta correctamente, entonces se sienten lo bastante seguros como para abandonar la casa. Pero la próxima vez que se dispongan a marcharse, pueden sentirse compelidos a repetir esta misma pauta.

Imaginemos a Chris, padre de un niño de dos años, poniendo la mesa para la cena de la familia. De pie junto a la mesa del comedor, colocando los cubiertos y platos, de pronto experimenta el impulso de matar a su hijo. Este impulso le aterroriza. Con el tiempo, como suele suceder, Chris inventa modos especiales para poner fin a ese espanto intolerable. Por ejemplo, repite el comportamiento al cual estaba dedicado en el momento del impulso obsesivo, y con ello puede «borrar» la obsesión. Por consiguiente, si el impulso reapareciese mientras Chris está poniendo la mesa, él procedería a recoger la vajilla, saldría del comedor, volvería a entrar y con gran cuidado pondría la mesa nuevamente. Y lo haría una y otra vez hasta que el impulso desapareciese. Sólo entonces podría respirar con alivio: «Ahora mi obsesión no puede convertirse en realidad, porque la he borrado». Toda vez que la obsesión regrese, Chris volverá a utilizar este mismo procedimiento hasta «vencer» el impulso y dar alivio a su ansiedad y a su sentimiento de culpa.

Estos dos ejemplos ilustran que el miedo, la vergüenza y la culpa ocasionados por una obsesión pueden ser tan traumáticos que la persona que los sufre buscará alivio en forma desesperada. El ritual compulsivo proporciona ese alivio y restablece una sensación de relativa seguridad, aun cuando sólo sea por poco tiempo. El alivio suministrado por los comportamientos compulsivos motiva el uso reiterado de esos rituales. Pero los rituales nunca brindarán una solución de larga duración. Pronto las obsesiones volverán a aparecer, y tendrá que repetirse toda la secuencia.

5. *Habitualmente, sus rituales implican secuencias específicas.* Para poner fin a la aflicción de las obsesiones, una persona debe ejecutar los comportamientos compulsivos de una determinada manera ritualizada. Los «verificadores» que se preocupan acerca del olvido de alguna precaución de seguridad cuando abandonan sus casas pueden generar semejante pauta fija. Por ejemplo, Charles inspecciona cada ventana, comenzando por el ángulo noreste de la casa y terminando en la cocina. Allí examina cada artefacto eléctrico haciendo girar los botones de encendido en el sentido de las manecillas del reloj. Comprueba que las puertas de la nevera y del congelador estén bien cerradas, coloca el cable de la tostadora sobre la parte superior del aparato, desliza la mano a través de cada toma de los enchufes y toca todos los botones de la estufa y del horno. Saca las llaves de su bolsillo y las sostiene en su mano izquierda. Después de salir por la puerta principal debe volver a mirar las llaves en su mano antes de cerrar y echarle el cerrojo. Luego de insertar la llave en la cerradura se mantiene atento a escuchar el sonido habitual que se oye al trabar y destrabar el cerrojo tres veces, sólo para estar seguro.

Los «lavadores» que tienen problemas más serios con el TOC pueden sentirse compelidos a darse una ducha. Pero no se limitarán a tomar duchas prolongadas y frecuentes. Sus duchas tenderán a ser elaboradas, e incluirán ciertas secuencias y repeticiones para asegurarse una limpieza óptima. Si se sienten contaminados por «gérmenes del suelo», se lavarán la cabeza en primer término y seguirán procediendo de manera sistemática hasta llegar a las piernas. Así se proponen evitar la propagación de gérmenes desde las piernas, que están más cerca del suelo, a otras partes del cuerpo. Por otra parte, si temen la contaminación a través de las heces o la orina, comenzarán por lavarse la cabeza, los brazos y el pecho, luego continuarán con los pies y las piernas, dejando las zonas genital y anal para el final.

Del mismo modo, se desarrollan rutinas especiales para lavarse las manos. Estas rutinas consisten en lavarse cada dedo en forma separada un número específico de veces, y restregarse debajo de las uñas y la zona interdigital. Para ser efectiva, esta secuencia ritualista de acciones habitualmente necesita ser llevada a cabo sin ninguna alteración. Si alguien interrumpe la secuencia, o si la persona olvida el orden de la secuencia que acába de efectuar, debe repetirse todo el ritual.

A diferencia de la mayoría de las personas, los obsesivo-compulsivos suelen no quedar satisfechos con lavarse las manos o verificar la puerta una única vez para sentirse seguros. Se siente compelidos a repetir la acción una y otra vez. Por ejemplo, si cuando está de camino hacia la playa una «verificadora» comienza a dudar acerca de si ha desenchufado la plancha, lo más probable es que regrese a la casa para asegurarse de haberlo hecho. Entrará a la habitación, advertirá con alivio que la clavija de contacto ya está fuera del enchufe y entonces abandonará el cuarto. Cuando haya avanzado dos pasos en dirección a la puerta, dudará de su memoria y regresará para efectuar una segunda verificación. En casos graves, esta pauta podría repetirse durante horas. Puesto que los pensamientos e imágenes obsesivos tienden a irrumpir en la mente de los obsesivo-compulsivos muchas veces al día, a menudo estas personas ocupan su vida con largos y complejos rituales.

6. *Usted también trata de resistir las compulsiones.* Si un ritual es breve y no interfiere con la vida cotidiana, entonces muchas personas pueden limitarse a tolerarlo. Por ejemplo, todos conocemos personas que, antes de abandonar su casa, deben inspeccionar su portafolios o bolso para comprobar si llevan las gafas, las llaves, el maquillaje y otros objetos que piensan que pueden necesitar. Pero no les basta con verificarlo una vez; necesitan repetir la comprobación dos o tres veces. No obstante, revisar un portafolios tres veces no requiere más de cinco minutos, por lo que tales síntomas no son seriamente agobiantes, aunque resulten fastidiosos.

Pero en los casos graves, las compulsiones son bastante extenuantes. Pueden llegar a ser tan aflictivas, que algunos obsesivo-compulsivos desean acabar con ellas por completo. Obviamente, lavarse las manos hasta que sangren resulta detestable, y, por consiguiente, algunos «lavadores» llegarán a extremos mayores con el objeto de retrasar el lavado. Otros evitarán tocar las cosas a fin de eludir el lavado. Si se encuentran en una situación de gran dificultad, los obsesivo-compulsivos cesarán toda sus actividades cotidianas con el objeto de dejar de ritualizar. Una «lavadora», por ejemplo, temía la contaminación por «gérmenes mortales», razón por la cual se lavaba y limpiaba sin cesar. Los rituales llegaron a ser tan angustiosos, que finalmente decidió no abandonar la cama.

7. *Usted elige a otros para que le ayuden con sus rituales.* Muchas veces las personas con TOC grave se aseguran la ayuda de los demás en su búsqueda de alivio. Algunos, como Marge, buscarán la seguridad verbal directa. Marge, una divorciada de vein-

ba obsesionada con la idea de que si su hijo se
no podría llevarlo a tiempo al médico y mori-
ur este miedo, Marge verificaba repetidamente la
ue su hijo y observaba todos sus movimientos en bus-
us primeros signos de enfermedad. Cualquier tos leve haría
ue telefonease al pediatra en busca de seguridad. Estas llamadas telefónicas apaciguaban su ansiedad temporalmente. Pero al cabo de unas pocas horas, Marge se encontraba llamando nuevamente al médico, asaltada por una nueva preocupación. También telefoneaba casi a diario al centro de control de envenenamiento, preocupada por que su hijo había tocado el detergente de lavar la ropa, el detergente para lavar la vajilla, o platos que podrían no haber estado bien enjuagados.

Marge no confiaba en su capacidad para tomar la decisión correcta respecto de la seguridad de su hijo y buscaba la guía de los demás. Tal búsqueda de seguridad es un tipo de ritual y, como todos los rituales, su finalidad es reducir la preocupación obsesiva.

Otro modo en que el OC implica a los demás en su pauta sintomática es solicitándoles que les asistan en la ejecución de los rituales, o que sean ellos quienes ejecuten los rituales. Por ejemplo, los «lavadores» suelen pedir a su cónyuge e hijos que se laven y limpien excesivamente. Los «verificadores» podrían asignar a miembros de la familia la responsabilidad de inspeccionar las puertas y ventanas. Una vez que han delegado la responsabilidad, se sienten relativamente libres de esa obsesión.

Tony, un muchacho de quince años, se sentía compelido a verificar muchos objetos en su casa, incluyendo el cerrojo de puertas, ventanas, el emplazamiento específico de los artículos dentro de la nevera, libros y cualquier objeto que descansase sobre superficies planas. Puesto que esta rutina le causaba una enorme angustia si la realizaba solo, Tony pidió a su madre que ejecutase estos rituales con él. De este modo, podía estar seguro de que cumpliría todas y cada una de las tareas.

Algunos «lavadores» pedirán a miembros de la familia que cuenten el número de veces que se han lavado las manos. Si una persona se siente compelida a lavarse exactamente cuarenta veces seguidas, y si al perder la cuenta debe comenzar otra vez, entonces la exactitud en la cuenta llega a ser esencial. Por lo tanto, designa a miembros de la familia que cuenten y les aseguren que la tarea ha sido llevada a cabo correctamente.

¿Cuáles son las causas de los síntomas obsesivo-compulsivos?

Ciertamente, usted se habrá preguntado: «¿Cómo he llegado a convertirme en un ansioso profesional?». La respuesta no es sencilla. Si bien en la actualidad se tiene un gran conocimiento acerca del tratamiento de las preocupaciones y obsesiones, los investigadores y profesionales de la salud mental aún no saben lo suficiente sobre sus causas.

Varias teorías sugieren una base biológica para el trastorno, y actualmente una serie de estudios están explorando esta posibilidad. La tomografía de emisión transaxial de positrón (TETP) y otras técnicas de representación del cerebro han sugerido que pueden existir algunas anormalidades en el lóbulo frontal y en los ganglios basales que influyen en los síntomas del TOC. Otros estudios parecen indicar que pueden estar implicadas anormalidades en ciertos neurotransmisores, los mensajeros del cerebro. Uno es la serotonina, un neurotransmisor que se cree ayuda a regular la disposición de ánimo, la agresión y la impulsividad. Las neuronas que responden a la serotonina se encuentran en todo el cerebro, pero especialmente en los lóbulos frontales y en los ganglios basales. Los medicamentos que inducen la captación de la serotonina parecen especialmente útiles en el tratamiento del TOC.

No hay que preocuparse por la idea de que los síntomas del TOC puedan tener una base biológica. Los investigadores saben que es posible que el tratamiento psicológico modifique pautas que se originan, en parte, en una base biológica. Por ejemplo, numerosos estudios han demostrado que mediante el condicionamiento podemos entrenar a animales para que actúen contra sus instintos incorporados. Y, en segundo término, con el tiempo, nuestros pensamientos, emociones y comportamientos pueden *influir* sobre nuestra química cerebral, por lo que las anormalidades que a veces aparecen en las exploraciones de la representación del cerebro de quienes sufren TOC pueden ser el resultado de obsesiones y compulsiones de larga duración, más que sus causas.

¿El TOC viene de familia? Los estudios que han investigado la historia de familias no han ofrecido ningún indicio claro al respecto. Se ha descubierto que los familiares de un OC tienen mayores probabilidades que la persona media de presentar problemas de ansiedad o depresión. Pero, sorprendentemente, sólo un número reducido de padres de obsesivo-compulsivos padecen el mismo trastorno. Es difícil estimar la incidencia del TOC en la historia de una familia, pues quienes sufren este trastorno han tendido a mantenerlo en secreto, ocultándolo incluso a las personas más allegadas.

Los estudios de historias de vida de los obsesivo-compulsivos no son más reveladores. Ningún acontecimiento particular de la infancia distingue a quienes sufren del TOC de los demás. De hecho, casi todos los niños desarrollan por corto tiempo ciertos rituales de ayuda para «protegerse» a sí mismos y proteger a sus seres queridos. Estos niños evitan «pisar una grieta y quebrarle la espalda a mamá». O bien repiten la misma plegaria una y otra vez para tener la seguridad de que papá y mamá no sufrirán ningún daño. Contienen la respiración al cruzar puentes, levantan los pies sobre los rieles del ferrocarril y guardan silencio al pasar junto a un cementerio para no despertar a los muertos. Como con las fobias, para la mayoría de los niños estos rituales mágicos de protección desaparecen con el tiempo. Sólo unos pocos niños desarrollan síntomas lo bastante persistentes para ser diagnosticados como TOC.

Es en los años finales de la adolescencia y en los primeros de la década de los veinte que, por lo general, comienza a emerger el TOC. ¿Por qué este grupo de edad es más vulnerable al desarrollo de estos síntomas? Los obsesivo-compulsivos tienden a preocuparse ante la eventualidad de hacerse daño a sí mismos o a los demás por desatender sus responsabilidades, y es a finales de la adolescencia y a comienzos de la veintena que se incrementa la responsabilidad personal. En esa época de la vida, uno busca empleo y considera la posibilidad de contraer matrimonio, tener hijos y mantener una familia. Al aumentar las responsabilidades existen más oportunidades de cometer errores que puedan conducir a consecuencias serias. Las personas que desarrollan el TOC tienden a exagerar la probabilidad de tales errores, así como su importancia. Cuando la mayoría de la gente percibiría el efecto negativo de una decisión particular como inquietante, un OC la consideraría devastadora. Tal vez la responsabilidad incrementada durante la primera etapa adulta haga surgir los síntomas OC en aquellos que están predispuestos al trastorno.

Una vez que comienzan los síntomas del TOC, normalmente llegan a ser cada vez más agudos con el tiempo. Algunas personas no recuerdan la arremetida más sutil de los síntomas, e informan que llegaron a sentirse gravemente perturbados al cabo de varios días o semanas. No obstante, muchos de quienes sufren este trastorno describen algún acontecimiento o pensamiento que asocian con un aumento sustancial en sus obsesiones y compulsiones. Por ejemplo, una persona recordó oír una historia sobre el SIDA, y poco después comenzó a obsesionarse con el temor a contraer el virus de esa enfermedad. Para autoprotegerse de este terrible sino, rápidamente aumentó su lavado diario de manos y empezó a evitar a personas que podrían ser portadoras del virus del SIDA.

Es difícil entender por qué uno continúa pensando o imaginando cosas que son tan dolorosas. Expertos en TOC han propuesto varias explicaciones psicológicas. Una es que al mantener la mente centrada en ciertas obsesiones, una persona puede inconscientemente evitar pensamientos más desagradables. Por ejemplo, Joel, de quien hablaremos en el capítulo 2, estaba preocupado acerca de sus impulsos de matar a su hija. Es posible que estas preocupaciones estuviesen ocultando sus sentimientos ambivalentes ante el hecho de ser padre. El conocimiento de tales sentimientos puede haber provocado a Joel más angustia que el impulso de matar a su hija. Como padre amante, puede desechar más fácilmente el pensamiento de matar a su hija, considerándolo como una idea irracional o una enfermedad. Sin embargo, la ambivalencia respecto de la paternidad es más real y, por consiguiente, más amenazadora para su autoestima y valores básicos. Éste puede ser uno de los modos en que actúan las obsesiones: para evitar que emerja una idea psicológicamente dolorosa en su conciencia, el individuo se centra en otra idea penosa, aunque menos perturbadora.

La estructura psicológica de las personas también puede influir en la persistencia de las obsesiones. La mayoría de nosotros ha experimentado un miedo transitorio a perder el control, tal como soltar a un bebé en forma accidental o caerse delante de un tren. Con todo, tendemos a desechar estas obsesiones por considerarlas pensamientos irracionales de carácter temporal, y nos tranquilizamos diciéndonos que todos tienen tales pensamientos fugaces. Por consiguiente, no les prestamos atención; normalmente, no nos acordamos de ellos. Pero si usted es psicológicamente vulnerable, tales pensamientos pueden adquirir un significado importante. Por ejemplo, si propende a sentir culpa o vergüenza, o tiene poca confianza en su autocontrol, semejantes pensamientos llegan a resultar amenazadores. Usted comienza a preguntarse por qué tuvo esos pensamientos y cuál es su significado. Empieza a preocuparse por estar perdiendo control y se vuelve sumamente ansioso. En ese momento se inicia un ciclo vicioso. Cuanto más asustado llegue a sentirse por el pensamiento obsesivo, más tratará de comba-

2. La vida
del obsesivo-compulsivo

Muy a menudo los síntomas del trastorno obsesivo-compulsivo pueden verse agravados por el aislamiento, la confusión y la sensación de no comprender las perturbaciones que nos inquietan. ¿Alguna vez ha pensado: «Probablemente soy el único en el mundo que tiene esta clase de problemas» o «Posiblemente, nadie llegó a estar tan preocupado como yo»? La verdad es que usted no está solo; existen muchas otras personas que experimentan los síntomas del TOC. Saber más acerca de estos síntomas es un importante primer paso para entender cómo cambiarlos.

En este capítulo le ofreceremos un enfoque más minucioso del modo en que cada uno de los siete tipos principales de TOC se desarrolla y mantiene. Para cada tipo, ilustraremos algunas de las maneras en que los síntomas particulares se han desarrollado en las vidas de otras personas. También incluiremos una tabla que resume cuatro aspectos básicos de esa forma de TOC: las situaciones típicas que provocan la angustia o el impulso a ritualizar y que muchos de quienes sufren el TOC tratan de evitar; los pensamientos, imágenes o impulsos que provocan angustia; las consecuencias que podrían producirse si no se evitan determinadas situaciones o si no se ejecutan ciertos rituales; y las compulsiones que usted podría desarrollar si sufre esos miedos.

Lea los apartados de este capítulo relacionados con sus tipos de síntomas, ya se trate de lavar y limpiar, verificar, repetir, ordenar, acumular, rituales mentales, o simples obsesiones. Esta información le permitirá abordar el capítulo 3.

Los «lavadores» y los «limpiadores»

Durante quince años, todos los aspectos de la vida de Libby estuvieron dominados por sus miedos. Todo comenzó en la primavera de 1973. Una mañana, cuando se aprestaba a alimentar a sus cuatro *hamsters*, descubrió que uno de ellos había muerto durante la noche. Naturalmente, se preguntó por qué había muerto el animalito.

«Quizá murió enfermo de rabia –pensó–. Si murió de rabia, eso significa que todos los que jugaron con él pueden tener rabia.» Muy pronto Libby comenzó a creer que el cuarto de costura donde vivían los *hamsters* estaba contaminado con los gérmenes de la rabia. Debido a su temor, decidió que no debía tocarse nada de lo que estaba en ese cuarto. Para protegerse a sí misma y a los demás, trabó la puerta de esa habitación y no permitió que entrase nadie.

Al trabar la puerta, Libby creyó que evitaba que la contaminación de la rabia se difundiese al resto de la casa, y durante varios meses se olvidó del problema. Un día de comienzos del invierno, mientras se hallaba preparando el fuego en el salón, advirtió que la chimenea estaba obturada. Luego descubrió que una ardilla muerta obstruía el conducto. Rápidamente Libby llegó a la conclusión de que la ardilla murió de rabia. En consecuencia, pensó, el salón estaba contaminado por la rabia. A pesar de que la asistenta limpió y frotó toda la estancia y los muebles que había en ella, Libby no volvió a sentarse junto a la chimenea, ni permitía que lo hiciese su marido.

Pronto su temor a la rabia se extendió a todo animal ajeno a la casa. Al principio, se negó a caminar por zonas boscosas por miedo a que algún mapache sentado en un árbol encima de ella pudiese babear haciendo que su saliva cayese directamente en su boca. Entonces, la saliva entraría en su torrente sanguíneo y ella contraería la rabia.

A continuación, sus temores se extendieron a los parques, jardines e incluso a su propio gato. Temía que el gato contrajese la rabia al jugar fuera de la casa con una ardilla y ser arañado por ella; entonces el animal contraería la rabia, que luego contagiaría a Libby y a su familia. Por ese motivo, finalmente, con el corazón destrozado, tuvo que regalar su gato.

El temor de Libby llegó a ser tan intenso, que hasta en los calurosos días de verano usaba medias y zapatos cuando salía a caminar. De ese modo sentía que se protegía de los gérmenes de la rabia, impidiéndoles entrar en su cuerpo a través de eventuales arañazos en sus piernas.

Este temor fue su preocupación básica a lo largo de diez años. En 1983 a la madre de Libby se le diagnosticó un cáncer, y entonces ella comenzó a obsesionarse con el miedo a desarrollar esa enfermedad a través del contacto con su progenitora. A pesar de su aprensión, Libby continuó cuidando a su madre durante los meses que precedieron su muerte.

Después de la muerte de su madre, Libby sintió que todas las ropas que usó mientras la cuidó estaban contaminadas con el cáncer y, por consiguiente, procedió a tirarlas. También sentía que todos los objetos heredados de su madre se hallaban contaminados. Las cosas que eran demasiado valiosas, tales como una vajilla de plata, fueron relegadas a un rincón del sótano.

Dos años antes de iniciar el tratamiento Libby desarrolló otra obsesión: la consumía el miedo a contraer el SIDA. Ya no podía ir a su florería habitual porque pensaba que el hombre que llevaba la tienda padecía el SIDA.

Hasta su peluquera de confianza dejó de parecerle segura, pues sospechaba que también tenía el SIDA. De inmediato comenzó a investigar a las demás peluqueras de la ciudad, con la esperanza de descubrir un salón de belleza incontaminado. Finalmente decidió que las peluqueras que estaban casadas y tenían hijos no padecían el SIDA. Pero ante la eventualidad de que su suposición fuese errónea, Libby jamás utilizaba el lavabo de la peluquería.

Cada vez que Libby entraba a su casa después de haber estado fuera, se lavaba las manos minuciosamente. Sus duchas, que duraban de una hora a una hora y media, implicaban restregarse cada centímetro de su cuerpo, comenzando por los pies y terminando por la cabeza. Y cuando su esposo regresaba de sus excursiones de pesca, Libby le exigía que se descontaminase lavándose y restregándose de acuerdo con sus instrucciones.

Cuando por fin se decidió a entrar en tratamiento, Libby sufría tres de sus obsesiones básicas relacionadas con el miedo a coger una enfermedad. Cada uno de los tres miedos, la rabia, el cáncer y el SIDA, requirieron varias semanas de terapia, consistente en tres sesiones semanales. Hacia el final del tratamiento, Libby estaba completamente libre de síntomas. Rara vez sentía la urgencia de lavarse, disfrutaba paseando por bosques y parques, y usaba la vajilla de plata de su madre sin vacilar.

El comportamiento compulsivo de Libby es uno de los más comunes en los obsesivo-compulsivos, el «ritual de lavado-y-limpieza». Las personas que padecen esta obsesión creen que llegarán a «contaminarse» o «ensuciarse» mediante el contacto con ciertas situaciones u objetos. Si tal contacto se produce, pueden experimentar una sensación desagradable directamente sobre su piel. Y lo único que quieren es liberarse de esa sensación.

Las obsesiones comunes de contaminación implican las secreciones corporales, tales como heces, orina, flujo menstrual y sudor. En muchos casos, estas preocupaciones incluyen la idea de que las secreciones corporales están contaminadas por gérmenes y, en consecuencia, deberían evitarse. Por ejemplo, muchas personas temen que el contacto con lavabos públicos las expondrá a alguna enfermedad que, a su vez, ellas transmitirán a otros. Algunos obsesivo-compulsivos pueden no tener en mente una enfermedad particular, experimentando sólo una vaga sensación de peligro. Mientras que la posibilidad real de contraer enfermedades de esta manera es muy reducida, el obsesivo-compulsivo siente y actúa como si el peligro de enfermedad fuese inminente.

El deseo de evitar el contacto con gérmenes es comprensible. Por ejemplo, suponga que usted siente que los perros difunden gérmenes peligrosos que pueden ser transmitidos fácilmente a los humanos. Sería natural que comenzase a evitar a los perros, porque no quiere coger la enfermedad que éstos transmiten. Ni desea que transmitan esos gérmenes a quienes le rodean, por ejemplo, a sus hijos pequeños.

Pero los obsesivo-compulsivos no pueden mantenerse apartados de los gérmenes de modo seguro simplemente evitando a los perros. Una de las características más destacadas de este trastorno es la creencia de que la contaminación es capaz de viajar incansablemente de un objeto a otro, aun cuando no exista contacto físico entre ellos. Imagine que ha desarrollado la preocupación de ser contaminado por los perros. No sólo evitará a estos animales, sino que también evitará las casas donde haya perros, las calles por las que caminan perros, los parques en los que los perros corretean. La cadena de situaciones puede llegar a ser interminable, y todo el mundo físico a su alrededor es susceptible de contaminarse. Entonces, llega a resultar imposible evitar los gérmenes de los perros eludiendo determinados lugares. Por lo tanto, usted inventará algún procedimiento activo para quitarse la contaminación: comienza a lavar.

RASGOS COMUNES DE LOS «LAVADORES» Y LOS «LIMPIADORES»:

Situaciones que provocan angustia o impulsan a ritualizar y tienden a ser evitadas
- Todo lo que pueda contener «gérmenes», por ejemplo, aseos públicos, desperdicios.

46

- Todo lo que pueda sentirse «contaminado», por ejemplo, un familiar, el pueblo natal de uno.
- Todo lo que le parezca «sucio», por ejemplo, heces, orina, flujo menstrual, sudor, el suelo.
- Todo lo que pueda suponer un riesgo para la salud, por ejemplo, productos químicos, amianto.

Pensamientos, imágenes, impulsos que provocan angustia
- «Estoy contaminada.»
- «Estaré contaminada.»
- «Si toco eso, es seguro que me ensuciaré.»
- «No estoy seguro de haberme lavado lo suficiente.»

Consecuencias temidas por no evitar o ritualizar
- «Yo o algún otro llegará a contaminarse y entonces dejaremos de estar a salvo.»
- «Yo o algún otro se pondrá enfermo o morirá.»
- «Siempre estaré ansiosa.»
- «Perderé la razón y enloqueceré.»

Compulsiones comunes
- Lavado de las manos.
- Ducharse o bañarse.
- Cambiarse las ropas y lavarlas.
- Limpiar las superficies de apoyo o los objetos.

La persona que sufre estos miedos se lava a sí misma, lava a sus hijos, urge a su cónyuge a que se lave. Ése es el único modo mediante el cual es capaz de restablecer una sensación de limpieza y seguridad. Empero, ni siquiera esto sirve por mucho tiempo, pues por más cuidadoso que se sea, es inevitable tocar cosas contaminadas de manera inadvertida. Y, decididamente, los niños no son lo bastante cuidadosos. Los visitantes llegan a su casa contaminados con gérmenes y, a su vez, contaminan su casa. Por consiguiente, usted comienza a limpiar todos los objetos y partes de la casa que podrían estar contaminados. Una y otra vez lava, restrega, desinfecta toda la casa, a fin de mantener un entorno limpio y seguro. Mediante esta descripción de lo que realmente ocurre a los «lavadores», puede verse el modo en que algunos obsesivo-compulsivos llegan a estar agobiados por los rituales de lavar y limpiar, considerados la única manera de poder mantener alguna sensación de seguridad.

Otros temores de contaminación no guardan ninguna relación con los gérmenes o la enfermedad. Consideremos el caso de Geraldine, quien en realidad no temía a los gérmenes y no imaginaba que podría derivarse ningún desastre a partir de la contaminación. El problema de Geraldine comenzó cuando estaba embarazada de seis meses de su segundo hijo. Un día que fue a visitarla, la madre de Geraldine colocó su mano sobre el vientre de su hija y dijo: «Oh, el bebé está creciendo». Al instante, Geraldine se sintió contaminada y sucia, especialmente en el punto en que la había tocado su madre.

Al cabo de dos meses, su sensación de contaminación alcanzó extremos dramáticos. Geraldine no sólo evitaba a su madre, sino también a todo lo que pudiese estar contaminado por ella. Creía que la correspondencia estaba contaminada, pues las entregas procedían de una única oficina de correos donde se mezclaban todos los envíos. Puesto que su correspondencia pudo haber estado en contacto con la correspondencia de su madre, Geraldine creía que las cartas que recibía estaban contaminadas por el tacto de su progenitora.

El dinero también era un problema. Debido a que pasaba por las manos de innumerables personas, Geraldine nunca podía estar segura de que su dinero no había estado en contacto en algún punto de la piel de su madre. Por consiguiente, lavaba todo su dinero con un poderoso detergente. Como resultado de este proceso de limpieza, los billetes quedaban descoloridos y parecían falsos. Tuvo tantos problemas con los comerciantes, que se vio obligada a pagar la mayoría de sus compras con monedas bien lavadas.

Más inquietante le resultaba el hecho de que uno de los vecinos de su madre trabajase en la misma fábrica que su marido, Bob. En consecuencia, para Geraldine la fábrica estaba contaminada y, por ende, también lo estaba su marido. Con el propósito de salvar su matrimonio, Geraldine desarrolló una compleja rutina diaria. Cada día antes de marcharse del trabajo, Bob llamaba por teléfono a su casa a fin de que Geraldine pudiese prepararse para recibirle. Cuando él llegaba, ella le abría la puertecita del cerco y la puerta principal de la casa, a fin de que los picaportes no se «ensuciasen». Bob se dirigía directamente al sótano, se quitaba las ropas contaminadas, se bañaba, dejaba sus ropas «sucias» en el lavadero y, desnudo, subía las escaleras hasta encontrarse con su esposa, que lo esperaba con ropas limpias, no contaminadas. A partir de ese momento, Bob estaba «limpio» y se le permitía entrar a la casa.

Durante seis años Geraldine no se encontró con su madre personalmente. Hasta cuando hablaban por teléfono se sentía contaminada, como si la contaminación pudiese viajar a través de las líneas telefónicas. Por consiguiente, antes de telefonear a su madre Geraldine se quitaba todas las ropas y se sentaba desnuda en una silla. De este modo, aunque su cuerpo y la silla llegasen a contaminarse, ella estaría lista para darse un baño de limpieza tan pronto como terminase la conversación.

Este hábito tedioso se prolongó hasta que Geraldine acudió en busca de tratamiento para su trastorno. Con enorme determinación y el firme compromiso de curarse, al cabo de diez días se liberó de ese problema. En la actualidad, once años después del tratamiento, continúa viviendo libre de síntomas. Mantiene una relación normal con su madre y sólo conserva recuerdos vagos de su larga lucha.

Como Geraldine, Susan no temía a la enfermedad o a los gérmenes. En cambio, le daba miedo la contaminación a través de todo lo que estuviese asociado a la ciudad donde había nacido. Cuando Susan entró en tratamiento tenía treinta y dos años, y no había visto ni a su madre, ni a sus hermanas, ni a ningún otro familiar durante seis años. Esto se debía a que todos ellos vivían en su ciudad natal, que, en su imaginación, era la fuente de contaminación. En realidad, Susan hasta evitaba el contacto con parientes que vivían en otras ciudades, pues ellos solían reunirse con su familia directa, que vivía en su ciudad de nacimiento.

El problema comenzó cuando Susan tenía trece años. Un día de Nochebuena subió a la buhardilla a buscar los adornos para el árbol de Navidad. Mientras se hallaba allí, de repente la invadió una intensa sensación de contaminación. La buhardilla, los objetos que estaban en ella, y especialmente esos ornamentos, se volvieron «sucios». Pronto toda la casa estuvo contaminada, y luego la contaminación se extendió al vecindario. Susan llegó a estar obsesionada con la necesidad de lavar y limpiar, a ella misma y a su casa. Prohibió a su familia que entrase en su dormitorio a fin de que ella pudiese tener un lugar seguro al cual retirarse. Geraldine experimentaba la contaminación como unas sensaciones intensas y desagradables sobre su piel. Susan, sin embargo, describía su sensación de ser contaminada como una profunda depresión que la envolvía, acompañada de un dolor en el pecho. Este dolor y la profunda tristeza eran tan angustiantes, que Susan necesitaba lavar y limpiar continuamente con el objeto de restablecer su equilibrio emocional.

A los dieciocho años, Susan abandonó la ciudad para asistir a la facultad. Una vez alejada de su casa, Susan consideró que toda la ciudad se hallaba contaminada, incluyendo a las personas y objetos que había en ella. Por ejemplo, creía que los abrigos que se confeccionaban en la fábrica de abrigos de aquella ciudad estaban contaminados, y, por consiguiente, las tiendas de ropa de cualquier ciudad que vendiesen esa marca también estaban contaminadas. Estos problemas se agravaron después de casarse y tener su primer hijo, aun cuando Susan seguía viviendo en otra ciudad. En su imaginación, los compañeros de juegos de su hija estaban potencialmente contaminados, porque podían llevar prendas fabricadas en su ciudad de nacimiento. Como otras «lavadoras», Susan creía que la contaminación podía difundirse por contacto indirecto, de modo que todas las ropas procedentes de aquella fábrica llegaron a estar contaminadas. En la ciudad también había una compañía de cereales, por lo que todos los supermercados que vendían esa marca de cereales provocaban su temor.

A fin de poder comprar alimentos, Susan desarrolló una rutina intrincada. En los supermercados en los que identificaba ese cereal, limitaba sus compras a artículos colocados en pasillos muy alejados del estante en que había localizado el producto contaminado. Estas restricciones la obligaban a comprar en muchos supermercados con el objeto de completar la lista de compras de una semana.

La vida de Susan giró en torno a la inquietud, el lavado y la limpieza durante seis largos años antes de que entrase en tratamiento. Después del tratamiento se desembarazó de todos sus rituales, y volvió a una vida normal y a un trabajo productivo. Pudo visitar tranquilamente su ciudad natal y ver a sus padres. Estos cambios se han mantenido firmes a lo largo de los ochos años siguientes al tratamiento.

Los «verificadores»

En la época en que entró en tratamiento, David tenía veintisiete años, estaba casado, era padre de un niño pequeño y trabajaba como contable. Sus problemas obsesivo-compulsivos se habían desarrollado cuando era un adolescente. En el instituto de bachillerato se mostraba muy preocupado por sus deberes. Solía leer un pasaje de un libro una y otra vez para asegurarse de que lo había comprendido. Repasaba sus redacciones repetidamente en busca de errores. Para David, la corrección de una redacción no significaba simplemente revisar unas pocas veces la estructura de las oraciones y los errores gramaticales. Él revisaba minuciosamente cada línea docenas de veces antes de pasar a la línea siguiente. Estaba obsesionado con la idea de escribir la redacción «perfecta». Después de que David se casó y se compró una casa, sus rituales verificadores comenzaron a extenderse y se volvieron más intensos. Se sentía abrumado hasta por las responsabilidades más terrenales. Verificaba el horno y los artefactos eléctricos una y otra vez antes de salir de casa o de irse a la cama. Verificaba el cierre de cada ventana y puerta de seis a ocho veces. Tenía miedo de que la casa se incendiase, o de que irrumpiese un ladrón si él no completaba todos sus rituales.

Con el tiempo, David desarrolló miedos adicionales y los rituales correspondientes. El miedo de hacer daño a los demás impregnaba casi toda acción que emprendía. Mientras conducía, tenía miedo de atropellar a algún peatón en forma inadvertida. Si en la carretera se encontraba con algún bulto, imaginaba que se trataba del cuerpo de una persona y se sentía compelido a regresar y comprobarlo. Temía que la persona herida quedase tendida en medio de la carretera, sangrando hasta morir. Para prevenir esa horrible posibilidad, evitaba conducir solo siempre que podía. Cuando debía conducir solo, David desandaba todo su trayecto en busca de la persona herida. Mientras buscaba a la persona accidentada, imaginaba que chocaba contra otro bulto y creía que había atropellado el cuerpo una segunda vez, o que había herido a otra persona. Al imaginar que ese acontecimiento espantoso se había producido realmente, en el transcurso de la búsqueda David se mantenía en un estado de terror.

Al cabo de dos o tres horas dejaba de inspeccionar la carretera, no por sentirse satisfecho de su búsqueda, sino por cansancio físico y emocional. Extenuado por unas emociones tan intensas, por último lograba apartarse de esa experiencia penosa y se dirigía a su casa, mientras trataba de convencerse de que no había sucedido nada terrible. Pero el terror no terminaba allí. Al aparcar el coche en el camino particular que conducía a su casa, inspeccionaba las ruedas esperando encontrar huellas de sangre. Y al día siguiente leería el periódico y escucharía la radio en busca de noticias sobre un accidente de tráfico en el que el conductor se había dado a la fuga después de atropellar a alguien.

El temor de David de atropellar a alguien mientras conducía se generalizó hasta convertirse en el miedo agobiante de matar accidentalmente a cualquier cosa viviente. Por ejemplo, antes de tirar la cadena de la cisterna del inodoro inspeccionaba en busca de organismos que se arrastrasen por la superficie interior del retrete o flotasen en el agua, para asegurarse de no haberlos ahogado. Hasta dar una caminata llegó a convertirse en una tarea ardua. Si pensaba que había pisado un insecto, volvía sobre sus pasos dispuesto a encontrarlo.

El trastorno afectó la relación de David con su hija pequeña, que empezaba a caminar. Comenzó a temer que mientras llevaba a su hija caminando sobre un piso de hormigón la haría caer en forma accidental y le provocaría la muerte. Debido a ello, David tenía el cuidado de llevar a su hija sólo a través de alfombras mullidas, nunca sobre suelos duros. Puesto que también le aterrorizaba que la niña cayese escaleras abajo, verificaba la puerta de seguridad que daba al sótano docenas de veces al día para tener la certeza de que estaba cerrada.

En la época en que entró en tratamiento, David ocupaba de cinco a seis horas al día pasando de una preocupación a otra, inspeccionando las cosas repetidamente en un intento por prevenir desastres. El nexo común a todas sus actividades era su terror a hacer daño a cualquier criatura viviente. La idea de matar una mosca le aterrorizaba tanto como el pensamiento de matar a su hija.

David emprendió un programa de tratamiento, breve e intensivo, como el que se describe en el capítulo 7. En la actualidad, ocho años más tarde, continúa disfrutando la libertad que obtuvo con el tratamiento. Sólo tiene algunas preocupaciones secundarias, que se traducen en unos diez minutos de rituales de inspección al día, principalmente en torno a asegurar las puertas y ventanas de su casa.

Este segundo gran grupo de obsesivo-compulsivos está integrado por personas que, como David, inspeccionan las cosas en forma repetida con el objeto de prevenir catástrofes. Un modo en que los «verificadores» difieren de los «lavadores» es en las razones de su compulsión. Muchas personas que se lavan compulsivamente lo hacen a fin de quitarse la contaminación y restablecer una sensación de tranquilidad física y emocional. En cambio, todos los «verificadores» son impulsados por su necesidad de evitar desastres, que temen puedan suceder.

Los desastres más comunes temidos por los «verificadores» implican a su entorno físico. Se procede a verificar los cerrojos de ventanas y puertas a fin de impedir la irrupción de ladrón, que pueda dar muerte a los hijos o al cónyuge de uno. O la persona puede sentirse compelida a verificar los grifos de toda la casa, para prevenir que las goteras se conviertan en inundaciones, o a inspeccionar repetidamente los artefactos eléctricos con la intención de asegurarse que la casa no se incendiará. El «verificador» cree que tales desastres potenciales serían exclusivamente culpa suya por haber descuidado la tarea de inspeccionar adecuadamente. Los desastres pueden ser tanto emocionales como físicos, tales como ser escudriñados, menospreciados o criticados por los demás. Richard, por ejemplo, temía que al firmar cheques, escribiría sin darse cuenta: «Soy un impostor». En realidad, él no era un impostor. Nunca podía pensar en ejemplos de actividades deshonestas, ni se le ocurría imaginar la posibilidad de defraudar intencionalmente a los demás. No obstante, le aterrorizaba la idea de humillarse cometiendo un error que sugiriese que era un impostor.

En consecuencia, cuando Richard ponía su firma en un cheque, se sentía compelido a leerlo una y otra vez. Le costaba un gran esfuerzo meter el cheque dentro de un sobre y cerrarlo. Incluso después de cerrarlo se sentía compelido a abrir el sobre y verificar su firma. Pasaba horas haciendo esto cada día, tratando de escribir cheques, que a menudo no era capaz de enviar. El pago de las facturas se retrasaba durante meses mientras Richard luchaba con esta tarea.

Muchos rituales de verificación son una exageración del comportamiento normal. Con frecuencia, la gente se preocupa por echar el cerrojo a puertas y ventanas; la mayoría de nosotros verificamos nuestras puertas una vez antes de irnos a la cama por la noche. Pero los «verificadores» obsesivo-compulsivos exageran la posibilidad de que suceda algo malo si no son sumamente cuidadosos («alguien irrumpirá en la casa y matará a mi familia»). También exageran acerca de lo horrendas que serán las consecuencias («es terrible ser criticado por mi jefe»). Debido a esta exageración, los «verificadores» llegan a sentirse aterrorizados por la idea de que tal vez no hayan verificado lo suficiente («¿realmente verifiqué el horno con minuciosidad?»).

RASGOS COMUNES DE LOS «VERIFICADORES»:

Situaciones que provocan angustia o que impulsan a ritualizar y tienden a ser evitadas
- Cometer un error, por ejemplo, en un cheque, escribir mal la cantidad o una palabra.

53

- Cualquier situación que podría causar daño a uno mismo o a los demás, tal como:
- Abandonar la casa sin asegurarse de que las puertas y las ventanas están bien cerradas.
- Consumir alimentos sin verificar la presencia de elementos nocivos.
- Conducir un coche por calles en las que transitan peatones sin verificar la posibilidad de haber atropellado a alguien.
- Salir de casa sin desenchufar los artefactos eléctricos.
- Olvidar cerrar con llave el botiquín de medicinas.

Pensamientos, imágenes, impulsos que provocan angustia
- «¿Inspeccioné todas las ventanas?»
- «¿Dí demasiadas píldoras a mi hijo enfermo?»
- «¿Le puse el freno al coche?»
- «¿Atropellé a alguien con mi coche?»
- «Podría haber un trozo de vidrio en la comida.»

Consecuencias temidas por no evitar situaciones u objetos, o no ritualizar
- «Algo terrible sucederá.»
- «Alguien irrumpirá en la casa, me robará y hará daño a mi familia.»
- «Mi casa se incendiará.»
- «Mis seres queridos sufrirán daños o morirán.»
- «Seré criticado, ridiculizado o humillado.»

Compulsiones comunes
- Inspección repetida de puertas, ventanas, frenos de coche, grifos, artefactos eléctricos.
- Verificación repetida de cartas o impresos antes de enviarlos.
- Verificación de los trayectos recorridos.
- Reconstrucción mental de las actividades realizadas (inspección mental).

En ciertas ocasiones, las compulsiones de verificación pueden ser tan extremadas que la persona llega a resultar excéntrica. Mary se sentía compelida a inspeccionar las cosas compulsivamente desde el momento en que se levantaba por la mañana hasta que se iba a dormir por la noche. Su mayor miedo era que alguien cercano pudiese necesitar ayuda y ella no lo advirtiese a tiempo. Por ejemplo, le preocupaba constantemente la idea de estar desatendiendo a los bebés cercanos a su domicilio, que morirían a menos que ella pudiese localizarlos. Cuando iba de compras a un centro comercial, inspeccionaba dos veces en busca de bebés detrás de las puertas, en los pasillos y en las papeleras, a pesar de tener presente que en realidad no encontraría ningún bebé.

Las obsesiones de Mary no se limitaban a los bebés. Cuando se paseaba por el bosque, cada sombra le parecía una persona tendida en el suelo. Entonces tenía que acercarse a ese punto de sombra para asegurarse de que no se trataba de una persona. Momentáneamente convencida, se alejaba. Pero después de dar varios pasos, tenía que regresar hasta la sombra y volver a verificar.

Con frecuencia, la duda persistente –«¿Verifiqué correctamente?»– resulta incapacitadora. Mary inspeccionaba un armario por completo, para verificar que no había bebés dentro de él. Pero un minuto más tarde comenzaba a dudar pensando: «Quizá no inspeccioné suficientemente. Sería mejor regresar y asegurarme de que no hay bebés en el armario». Éste es el mismo comportamiento del «verificador» a quien le preocupa que alguien irrumpa en su casa e inspecciona la puerta principal dando vueltas al pomo y sacudiéndolo repetidamente, hasta llegar a la conclusión de que la puerta está trabada. Pero después de alejarse unos pasos hacia el coche, surge la duda: «¿Realmente verifiqué?». Estas verificaciones y dudas repetitivas pueden dar la impresión de que algo no funciona en la memoria del «verificador». No obstante, los estudios psicológicos no encuentran problemas generales de memoria en los obsesivo-compulsivos. Antes bien, la dificultad para recordar surge sólo durante el comportamiento de verificación. La preocupación exagerada por las consecuencias de una puerta sin cerrojo provoca una gran ansiedad, que parece interferir con la memoria.

Los «verificadores» están abrumados por un extremado sentimiento de responsabilidad, que temen no ser capaces de afrontar. Por consiguiente, en casa verificarán compulsivamente puertas, ventanas, o el horno, con el objeto de proteger a su familia. Empero, si pasan la noche en casa de otra persona, no se sienten compelidos a inspeccionar. Esto se debe a que la responsabilidad de garantizar la seguridad corresponde al dueño de casa, y no a él.

Los «repetidores»

Paul creció en el seno de una familia católica, bastante comprometida en actividades eclesiásticas. Sirvió como monaguillo, siguió estrechamente las enseñanzas de la iglesia y asistía a misa y se confesaba regularmente. De niño y adolescente, el desarrollo físico de Paul fue inferior al estándar. Era de baja estatura y, debido a una deficiencia hormonal temprana, su cuerpo no se desarrolló de un modo normal. Las bromas de sus compañeros de clase agravaban su propia sensación de deficiencia. No obstante, siempre permaneció entregado a su fe religiosa.

El problema OC de Paul comenzó aproximadamente a los dieciocho años. Un día, en el momento de abandonar la iglesia después de asistir a misa, apareció fugazmente en su mente la imagen de sí mismo derribando la estatua de la Virgen María. Esta imagen fue bastante vívida, aun cuando duró sólo un instante. Al considerar esta imagen como una blasfemia, Paul llegó a sentirse sumamente atemorizado ante el pensamiento de que Dios lo castigaría por ello.

A medida que transcurría el tiempo, la imagen de sí mismo derribando la estatua de la Virgen María y, a veces, la representación de la estatua hecha añicos en el suelo aparecían en su mente con creciente frecuencia. Y Paul llegó a temer con mayor intensidad el castigo de Dios. Sentía vergüenza y culpa, especialmente cuando las imágenes aparecían en su mente de manera incontrolada durante el desarrollo de la misa. Estaba tan distraído que no podía concentrarse durante el servicio.

Paul descubrió que si repetía una y otra vez las acciones a las que estaba entregado mientras se le aparecía esa imagen, su ansiedad y sentimiento de vergüenza se veían aliviados. Por razones que desconocía, las secuencias de cuatro repeticiones llegaron a resultar especialmente útiles. Sin embargo, el proceso no era simple. Con el objeto de que sus acciones redujesen su ansiedad, aunque fuese temporalmente, tenía que repetirlas de una manera determinada. Por ejemplo, si la imagen de derribar la estatua irrumpía en su mente mientras se cepillaba el pelo, tenía que cepillarse el cabello con la mano izquierda con cuatro golpes cortos, que distribuía sobre la coronilla, la nuca y ambos lados de la cabeza. Si esta secuencia era interrumpida, Paul tendría que iniciar todo el proceso desde el comienzo. Y durante toda la secuencia no podía tener ni una sola visión de la estatua de la Virgen María. Si la imagen de la Virgen aparecía en su mente, debía volver a repetir todo el proceso. Además de repetir las acciones, Paul ejecutaba un ritual mental: rezaba pidiendo perdón de una manera muy estructurada y rígida. Las oraciones también se repetían en secuencias de cuatro, con una entonación y pausas precisas.

A pesar de llegar a estar consumido por sus obsesiones y compulsiones, Paul continuó con sus estudios en la facultad de Derecho. Hacia la época en que entró en tratamiento, se hallaba trabajando como abogado pero gozaba de poco éxito en su carrera. Al menos algunas de sus limitaciones profesionales eran provocadas por su trastorno. Durante todo el día, dedicaba de siete a ocho horas, ya sea a intentos de combatir las imágenes de derribo de la estatua de la Virgen María, ya sea a sus rituales de plegarias.

Los «repetidores», como los «lavadores» y los «verificadores», utilizan la repetición como una acción particular destinada a detener los desastres temidos. No obstante, a diferencia de los «verificadores» y los «lavadores», los «repetidores» no establecen una conexión lógica entre su obsesión y su ritual. Examinenos los rituales de lavarse: si usted está acongojado debido a los gérmenes presentes en su piel, o en el ambiente que le rodea, es lógico que se lave o se limpie para quitarse los gérmenes. Con los rituales de verificación, si usted teme que alguien vaya a irrumpir en su casa, querrá asegurarse de que las ventanas y puertas están bien cerradas. Los rituales de los «repetidores», por otra parte, tienen una fuerza mágica más que lógica.

RASGOS COMUNES DE LOS «REPETIDORES»:

Situaciones que provocan angustia o impulsan a ritualizar y tienden a ser evitadas
(A menudo no existe ninguna situación externa que provoque la angustia.)
- Repetir una acción el número «erróneo» de veces.
- Abandonar el cuarto y entrar a otra habitación.
- Hacer las cosas del modo «incorrecto».

Pensamientos, imágenes, impulsos que provocan angustia
Cualquier pensamiento o imagen que produce ansiedad, vergüenza, culpa o malestar, tales como:
- «Mi esposo tendrá un accidente.»
- «Mi vecino es una persona detestable.»
- «Puedo revelar cosas indignas.»
- «Mis padres morirán.»
- «Mi hija fracasará en la escuela.»
- «Él/Ella [un/una amigo/amiga] es una persona indigna.»
- «Soy un/una pecador/pecadora.»

Consecuencias temidas por no evitar o ritualizar
- «Sucederá algún desastre no especificado.»
- «Yo o aquellos a quienes amo sufriremos un daño no especificado.»
- «Seré castigado.»
- «La mala suerte caerá sobre mí o algún otro.»
- «Todos me odiarán y despreciarán.»

Compulsiones comunes
- Repetir una acción hasta el punto que se considera «correcto».
- Repetir una acción hasta que desaparece el pensamiento «impropio».

Nancy, por ejemplo, se vestía y desvestía cientos de veces al día, en un orden específico, comenzando por las medias y siguiendo hacia arriba hasta ponerse la blusa. El desencadenante de estas compulsiones era el pensamiento de que su esposo o su hija podrían estar sufriendo un accidente. Con el objeto de protegerlos de la muerte, Nancy tenía que vestirse y desvestirse hasta que el pensamiento desaparecía. Como la mayoría de los demás obsesivo-compulsivos, cuando se le preguntaba cuáles eran las probabilidades de que su esposo y su hija muriesen realmente si ella no ejecutaba el ritual, Nancy replicaba: «Racionalmente, yo sé que no tiene sentido, pero al mismo tiempo siento como si funcionase». Incluso sin una conexión lógica, para los «repetidores» el vínculo entre la obsesión y la compulsión es el mismo que para los «verificadores» y algunos «lavadores». Las compulsiones son ejecutadas a fin de evitar que ocurra alguna catástrofe futura.

Los «ordenadores»

Sarah, una mujer de treinta y cinco años, se sentía compelida a ordenar minuciosamente su casa. Tenía que colocar todos los objetos en los armarios de un modo especial. Las camisas debían colgar en una secuencia específica, formando un ángulo determinado. Cada vez que sus hijos abrían los cajones de sus armarios o usaban sus ropas, Sarah llegaba a sentirse sumamente angustiada. Se pasaba todo el día yendo de una habitación a la otra, reordenando todo lo que estaba desarreglado. Además, tenía que asegurarse de que las colchas de cada cama estuviesen perfectamente colocadas. Si veía una sola arruga, era necesario rehacer la cama, tarea que en ocasiones requería el esfuerzo de una hora.

Otra de sus compulsiones de ordenamiento implicaba la colocación de píldoras, hojas de papel y lápices siguiendo pautas muy complicadas. Las píldoras, por ejemplo, eran dispuestas sobre la mesa, en un lugar que toda la familia pudiese ver, formando dibujos de flores. Si alguien tocaba una píldora alterando el diseño, Sarah se molestaba mucho y volvía a ordenarlas. Este proceso podía durar horas. El mantenimiento de la simetría también era importante. Cada vez que tenía que coger una píldora, Sarah reconstruía el diseño de modo que los lados izquierdo y derecho quedasen simétricos.

Los «ordenadores» suelen sentirse compelidos a colocar objetos de acuerdo con pautas especiales. Para la mayoría de los «ordenadores», la finalidad de los rituales y de la lógica que subyace en ellos es imprecisa. La mayor parte de estas personas no actúa impulsada por la necesidad de evitar que suceda algo terrible. En lugar de ello, con frecuencia lo que sienten es necesidad de perfección, «ordenar las cosas en forma correcta».

RASGOS COMUNES DE LOS «ORDENADORES»:

Situaciones que provocan angustia o impulsan a ritualizar
- Los objetos que no están colocados en un orden o secuencia precisos, por ejemplo, las sábanas, ropas, píldoras, lápices u hojas de papel.
- Que otra persona toque o reordene tales objetos.
- Que las cosas estén dispuestas asimétricamente.
- Que las cosas sean imperfectas.

Pensamientos, imágenes, impulsos que provocan angustia
- «Las cosas están fuera de lugar.»
- «Las cosas se tocan entre sí de una manera inadecuada.»
- «La colcha de la cama está arrugada.»

Consecuencias temidas por no evitar o ritualizar
- «Estaré sumamente angustiado, a menos que ordene las cosas en el modo apropiado.»
- Más raramente: «Tendremos mala suerte si las cosas no están en el orden apropiado».

Compulsiones comunes
- La disposición de los objetos de nuestro entorno «en forma debida».
- Ordenar los objetos en forma simétrica, o de acuerdo con ciertas reglas.

Si se preguntase a los «ordenadores» el criterio que aplican para elegir un orden determinado, no podrían describir ningún proceso lógico. Simplemente, el orden escogido les «parece el correcto» en comparación con cualquier otro. Pero esta necesidad de orden no es como la necesidad de una persona normal de arreglar los objetos que están en su escritorio. No es como la madre que al encontrarse con un revoltijo caótico en el dormitorio de su hijo adolescente exige un orden más grato. El «ordenador» auténtico tiene un sentido tan rígido de la uniformidad, que hasta mover un objeto un centímetro de su lugar apropiado le provoca una gran conmoción. Esta angustia no desaparecerá hasta que el objeto vuelva a hallarse en su lugar, un centímetro a la izquierda o a la derecha. Para algunos, los rituales de ordenamiento tienen la mágica cualidad protectora que se encuentra en los comportamientos repetitivos. Tales «ordenadores» pueden pensar, por ejemplo: «Si pongo las cosas en un orden perfecto en esta habitación, todo irá bien con mi abuela».

Los «acumuladores»

Los «acumuladores» son personas que coleccionan objetos que la mayoría de la gente consideraría insignificantes, y tienen tremendas dificultades para deshacerse de ellos, por temor a llegar a necesitarlos algún día. Todos tenemos algún trasto viejo que sabemos que nunca utilizaremos, pero que guardamos en el sótano «por si acaso». La acumulación se convierte en un problema cuando la necesidad de coleccionar y clasificar cosas comienza a dominar la vida cotidiana, y las colecciones llegan a ser tan enormes que se sacrifica espacio vital de la casa para darles cabida.

A diferencia de los «lavadores», los «verificadores» o los «repetidores», la mayoría de los «acumuladores» no lamenta su comportamiento y parece dispuesta a vivir en medio de sus colecciones. Puesto que no luchan con su problema, los «acumuladores» deciden tratarse con menos frecuencia que las demás personas que sufren TOC. Pero sus familias pueden llegar a hartarse de sus colecciones desbordantes y los urgen a buscar tratamiento.

Blanche acudió a nuestra clínica para realizar varias consultas durante un período de dos años. Su esposo, Peter, había ido acumulado colecciones de objetos a lo largo de un período de treinta años. La mujer estaba desesperada porque la compulsión de Peter dominaba sus vidas. Se vieron obligados a alquilar un segundo apartamento para alojar la colección de periódicos, los trozos de papel que recogió en la calle, y los recibos de todo lo que había comprado en esos treinta años. Cuando el segundo apartamento también se llenó, los objetos acumulados por Peter comenzaron a invadir el apartamento de la familia. Primero llenó el garaje, luego un dormitorio y a continuación otro dormitorio. Muy pronto todo el apartamento familiar estuvo abarrotado por sus colecciones, en tanto él se resistía tozudamente a las exigencias de tirar cosas. Cuando Blanche tiró algunas pilas de papeles, Peter se sintió sumamente molesto y se dirigió al montón de basura para recuperarlos.

Peter no buscó tratamiento porque no pensaba que su conducta fuese irracional. Sabía que su esposa se sentía molesta, pero él creía que bastaría con que ella dejase de prestar atención a los montones de objetos para que todo marchase bien. En su mente, las colecciones representaban una excentricidad, semejante a las excentricidades que tienen la mayor parte de las personas.

A menudo los «acumuladores» no experimentan la aflicción acerca de sus compulsiones que sienten otros obsesivo-compulsivos. Los «lavadores» y los «verificadores» llegan a sentirse inquietos cuando reflexionan sobre catástrofes futuras. También se preocupan por sus rituales compulsivos. A un «lavador» no le gusta restregarse las manos todo el día. Del mismo modo, a un «verificador» no le gusta quedarse en la cocina durante cuarenta y cinco minutos para verificar si el horno está apagado. Los «lavadores» y los «verificadores» no actuarían como lo hacen.

En contraste, el «acumulador» típico no opone resistencia al impulso de coleccionar. No obstante, un «acumulador» que es obligado a deshacerse de su colección siente la misma ansiedad experimentada por los «lavadores» y los «verificadores» contrariados. Tal angustia procede de su miedo a que determinadas cosas no estén a su disposición en el momento en que las necesite.

RASGOS COMUNES DE LOS «ACUMULADORES»:

Situaciones que provocan angustia o impulsan a ritualizar
- Tirar cosas.

- Que otra persona reordene sus «colecciones».
- Dejar detrás algo que puede necesitarse más tarde.

Pensamientos, imágenes, impulsos que provocan angustia
- «¿Qué pasa si necesito esto un día y no lo encuentro?»
- «¿Qué pasa si llego a necesitar este objeto y no lo tengo porque lo he tirado?»

Consecuencias temidas por no evitar o ritualizar
- «No podré encontrar algo que necesito.»
- «No podré tener algo que necesito.»

Compulsiones comunes
- Coleccionar objetos inservibles.
- Ordenar las «colecciones» de modos determinados.

Si un «acumulador» considera valiosa la relación con una persona determinada y la compulsión a acumular amenaza la continuidad de ese vínculo afectivo, el tratamiento puede tener éxito. Una paciente, Donna, acumuló una variedad de objetos, incluyendo periódicos, revistas y libros de bolsillo. Incluso llegó a hurgar en los desperdicios de otras casas en busca de papeles. Donna no permitía que nadie entrase a su apartamento por miedo a que alguien desordenase sus colecciones. En el pasado, cuando permitía a los visitantes entrar a su apartamento, éstos siempre revolvían sus cosas, desbaratando el orden armonioso en que ella las conservaba. Y luego tenía que pasarse horas restaurando ese orden. Finalmente al novio de Donna su problema le resultó intolerable y la amenazó con dar por terminada su relación si ella no cambiaba su comportamiento. Esta amenaza la motivó a buscar tratamiento, y entonces Donna logró vencer esa conducta obsesiva-compulsiva que la impulsaba a acumular objetos.

Los «ritualizadores mentales», los «atormentados» y los «obsesivos puros»

Los «ritualizadores mentales», los «atormentados» y los «obsesivos puros» difieren de los demás obsesivo-compulsivos en que no comparten rituales de comportamiento bien definidos. Sus síntomas son similares; por consiguiente, los describimos en un solo apartado. Un rasgo caracteriza a los dos grupos: los «obsesivos puros» intentan reducir la angustia obsesiva mediante la utilización de razonamientos internos; los «ritualizadores mentales» se sienten compelidos a ejecutar rutinas mentales específicas y precisas, a fin de liberarse de los pensamientos obsesivos.

LOS «RITUALIZADORES MENTALES». Los tipos de TOC que hemos descrito hasta aquí pueden ser identificados por sus comportamientos observables: lavar y limpiar, verificar, acciones repetitivas, creación de orden y acumulación de ciertos objetos. No obstante, algunos rituales implican la repetición de pensamientos o imágenes en vez de acciones.

Bob, un «ritualizador mental», temía profundamente ofender a los demás o ser grosero en una conversación. Toda vez que pensaba que había sido descortés, comenzaba a sentirse culpable por haberse comportado de una manera impropia. Para contrarrestar esta angustia, desarrolló un complejo proceso de pensamiento. En primer lugar, después de una conversación, reproducía la escena en su mente. Autocrítico severo, se reprendía por herir los sentimientos de alguien debido a que no sonrió lo suficiente, o no fue lo bastante cortés, o no prestó suficiente atención a los sentimientos de la otra persona. O tal vez se apresuró e interrumpió a la persona en mitad de la frase. Cualquiera de tales comportamientos estimulaba el autocriticismo de Bob y le provocaba una gran angustia. Para reducir esta angustia, oraba a Dios pidiendo perdón. Al comienzo, Bob simplemente actuaba como una persona excesivamente autocrítica. Pero más tarde la manera en que se entregaba a los rezos se convirtió en una actividad muy ritualizada, con lo cual llegó a ser un obsesivo-compulsivo.

Bob desarrolló una serie específica de plegarias que recitaba mentalmente en un orden particular, con un tono y un énfasis preciso para cada palabra. También tenía una pauta determinada para la puntuación, incluyendo una pausa especial después de cada frase. Si cometía un error en la secuencia, vacilaba mentalmente con alguna palabra, usaba la puntuación incorrecta o no hacía una pausa suficientemente prolongada, tenía que comenzar todo otra vez. Bob pasaba varias horas rezando con el propósito de rechazar el pensamiento de que era una mala persona que molestaba a los demás.

Los rituales mentales, tales como rezar o contar, son bastante comunes y a menudo acompañan a rituales de comportamiento como la repetición de acciones de Paul (véase el apartado sobre los «repetidores», página 55). Otros obsesivo-compulsivos generan largas listas mentales de tareas que deben ejecutar, que recordarán en forma reiterada por temor a olvidar alguna. Otros se formarán una imagen mental de cómo han inspeccionado cada puerta y ventana. Revisarán esa representación mental una y otra vez, tratando de recordar cada detalle de la acción. De este modo, intentan rechazar sus dudas y su necesidad de verificar las cosas realmente. El objetivo de los rituales mentales y de los rituales de comportamiento es el mismo. Ambos se ejecutan con el propósito de reducir la angustia y restablecer la sensación de seguridad.

Los «ATORMENTADOS» y los «OBSESIVOS PUROS» experimentan una forma de diálogo interno muy parecido al de los «ritualizadores mentales». Un pensamiento negativo surgirá en la conciencia de estas personas y les producirá angustia. A continuación, aparecerá un pensamiento tranquilizador para disminuir esa aflicción. Tales diálogos son comunes en todos nosotros. No obstante, los «obsesivos puros» los llevan a límites extremos y estos pensamientos se vuelven dominantes e incontrolables.

Don era un veterano de Vietnam constantemente obsesionado con la muerte en combate de un compañero. Él creía que podía haber salvado a su amigo si hubiese tomado las medidas correctas. Cuando se obsesionaba, en primer término repasaba mentalmente el acontecimiento, incluyendo la forma en que la bomba cayó cerca de él y mató a su amigo. Entonces se reprochaba no haber sido más útil. En este punto, una segunda voz dentro de él decía: «Ningún otro pudo haberlo hecho mejor. Has hecho todo lo que pudiste». Esta voz tranquilizadora le proporcionaba un alivio a corto plazo. Pero la primera voz regresaba diciendo: «Oh, no, no has hecho todo lo que pudiste. Sabes que pudiste haberlo salvado». Esta batalla interna continuaría durante horas seguidas y terminaría por ocasionarle la pérdida del empleo.

Si bien el diálogo obsesivo no incluye rituales compulsivos, responde a la dinámica básica de un TOC. La primera voz, duramente crítica, refleja una obsesión, puesto que produce aflicción. La segunda voz, tranquilizadora, llega a la compulsión, cuando su objetivo es reducir la aflicción. El único componente ausente es el carácter *preciso* del ritual compulsivo típico. El contenido exacto puede cambiar en cada episodio. Esto también es lo que distingue al «obsesivo puro» del «ritualizador mental».

Las pautas de los «atormentados» y de los «obsesivos puros» pueden implicar inquietud acerca de desastres futuros, así como culpa y remordimiento por el pasado. Algunos obsesivos sufren de un sentimiento de culpa que provoca impulsos o imágenes. Una de las más comunes es la imagen de matar a un ser querido, tal como usar un cuchillo para degollar a un cónyuge o hijo. Entonces surge una voz que dice: «Es probable que una persona que imagina tales cosas actúe en conformidad con ello». Entonces la voz tranquilizadora dice: «No, tú no actuarás de ese modo. Tú no estás loco. Tienes un buen corazón; nunca harías eso». «¿Cómo sé que no lo haré nunca? Quizá lo haga», replica la voz obsesiva. Una y otra vez este diálogo mental agotador continuará hasta que finalmente la obsesión se desvanece, sólo para regresar varias horas más tarde.

RASGOS COMUNES DE LOS «RITUALIZADORES MENTALES», LOS «ATORMENTADOS» Y LOS «OBSESIVOS PUROS»:

Situaciones que provocan angustia o impulsan a ritualizar y tienden a ser evitadas
- Cualquier situación en la que alguien pudo ser dañado.
- Cualquier situación en la cual un OC pudo cometer un error «grave».
- Cualquier lugar que provoque pensamientos angustiantes.

Pensamientos, imágenes, impulsos que provocan angustia
- Severa autocrítica o crítica de los demás.
- El pensamiento de haber cometido un error o de haber hecho algo incorrecto.
- Culpa o remordimiento por hechos del pasado.
- Pensamientos acerca de alguna experiencia futura desagradable.
- Pensamientos o imágenes acerca de herir o matar a alguien.
- Pensamientos acerca de cometer un acto sexualmente perverso o inmoral.
- Soltar abruptamente un insulto o una obscenidad.
- Hacer algo vergonzante.
- Dejarse llevar por un impulso criminal.

Consecuencias temidas por no evitar o ritualizar
- «Fracasaré.»
- «Seré castigado.»
- «Algo terrible sucederá.»
- «La mala suerte caerá sobre mí.»

- «Accidentalmente heriré o mataré a alguien.»
- «Seré pecador.»
- «Perderé el control y enloqueceré.»
- «Seré humillado.»
- «Mi angustia no desaparecerá nunca, y siempre estaré terriblemente perturbado.»

Compulsiones mentales comunes
- Rezar para sus adentros.
- Contar para sus adentros.
- Hacer listas mentales.
- Repasar actividades mentalmente.
- Repetir frases mentalmente, por ejemplo: «Dios es bueno».

Las obsesiones acerca del temor a hacer daño a alguien están ejemplificadas por Joel, un hombre de treinta y dos años, quien a esa edad ya era un arquitecto consumado y muy respetado. En la época en que aparecieron sus primeros síntomas OC, Joel llevaba dos años casado y era el padre orgulloso de una niña de un año. Una noche Joel estaba en casa cuidando a su hija. Mientras contemplaba a la niña dormir en la cuna, de repente tuvo el impulso de matarla.

Entonces Joel fue presa del pánico: el corazón le latía con violencia, se sintió mareado, las piernas se le aflojaron y comenzó a estremecerse. Los impulsos continuaron toda la noche, impidiéndole conciliar el sueño. Después de esa noche, Joel experimentó el impulso de matar a su hija de cuarenta a cincuenta veces al día. Se decía a sí mismo: «Oh, Dios mío, ¿cómo puedo tener estos pensamientos? Si permito que estos pensamientos continúen, éstos cobrarán vida apoderándose de mí y mataré a mi hija. Por lo tanto, tengo que impedirles que entren en mi mente». Temía que si los impulsos continuaban de ese modo, más pronto o más tarde perdería el control y actuaría conforme a ellos, aun cuando la idea de perder a su hija supusiese un dolor insoportable.

Como hemos dicho en el capítulo 1, cuanto más se combate una obsesión, más frecuente e intensa se vuelve. Esto recibe el nombre de efecto paradójico, algo que todos experimentamos a veces. Por ejemplo, si alguien le ordena: «No piense en un elefante rojo», automáticamente usted responderá pensando en un elefante rojo. Y lo mismo sucedía con Joel. Su intento por desterrar el impulso empeoraba su problema. Se ordenaba: «No pienses en matar a tu hija», y luego no podía pensar en otra cosa.

La angustia de Joel se intensificó después de oír por la radio un relato sobre una mujer esquizofrénica que mató a sus hijos. Este relato lo convenció de que él también podía matar a su hija. A lo largo del año y medio siguiente, el problema de Joel empeoró progresivamente. Y cada vez que oía hablar de un asesinato, ello reforzaba su creencia de que con el tiempo mataría a su hija. También desarrolló el impulso de suicidarse. Al conducir su coche, por ejemplo, de repente se sentía compelido a girar el coche en dirección al pretil del puente que estaba atravesando. Pero estos pensamientos no eran tan fuertes como los de matar a su hija.

Una vez que Joel tuvo información sobre el tratamiento cognitivo-conductual, tomó la resolución de dominar su problema. El momento crucial en su terapia lo constituyó su disposición a aceptar sus impulsos más que a tratar de rechazarlos, revirtiendo de este modo los efectos paradójicos que hacen que las obsesiones se vuelvan tan intensas. En el capítulo 4 hablaremos en forma más detallada de este proceso de trastocamiento. Y en el capítulo 10 Joel le explicará lo que hizo para vencer sus obsesiones.

3. Preparación para su programa de autoayuda

Si usted sufre de preocupaciones persistentes o de conductas compulsivas, es dolorosamente consciente de lo tediosos y agotadores que pueden ser sus síntomas. Tiene conocimiento de lo fútiles que resultan los intentos de combatir estos pensamientos angustiantes a través de comportamientos absurdos, sólo para obtener unos minutos de sosiego. Sabe que pronto volverá a comenzar todo el ciclo y, sin embargo, no puede detenerlo.

Debido a lo absorbido que se halla por su problema, es probable que no le resulte fácil distanciarse y analizarlo objetivamente. No obstante, este capítulo está diseñado para ayudarlo a observar con perspectiva sus síntomas OC. El enfoque-propuesta gradual que se esboza aquí está tomado de un programa de tratamiento especializado para obsesiones y compulsiones que se ha desarrollado y perfeccionado a lo largo de los últimos veinte años.

Preocupaciones y obsesiones

Sus obsesiones pueden ser divididas en tres partes. La primera parte es la angustia que siente cuando se enfrenta a determinadas situaciones u objetos. La segunda la constituyen los pensamientos, imágenes o impulsos que provocan su angustia, ansiedad, o vergüenza. La tercera es lo que usted teme que sucederá si no se protege a sí mismo o a los demás mediante la ritualización, la repetición de palabras o números, la evitación de ciertas situaciones, o la lucha contra la obsesión.

Por ejemplo, las siguientes son situaciones específicas que se sabe provocan angustia: si usted es un «atormentado», puede llegar a angustiarse cada noche que su hija adolescente acude a una cita. Si es un «verificador», tal vez se siente intranquilo cuando se aleja de la puerta principal de su casa en dirección a su trabajo, o

68

cuando deja los artefactos eléctricos enchufados o choca contra un bulto cuando conduce su coche. Si es un «lavador», puede llegar a sentirse inquieto después de usar un retrete público, manipular cera para muebles o un pulverizador de insectos, recoger cosas del suelo, o tocar el pomo de la puerta de un edificio público. Si es un «acumulador», podría sentirse sumamente angustiado cuando al ir por la calle deja atrás un trozo de papel inservible.

Piense en las cosas que le afectan y preocupan. Escriba en detalle de diez a quince situaciones u objetos que le provoquen la mayor angustia, ansiedad o vergüenza, situaciones que susciten su impulso más intenso de ritualizar. Una vez que haya hecho esto, observe la Tabla 1, en la página siguiente. Advertirá que en el lado derecho hay una columna de números. Estos números representan el grado de angustia que usted siente cuando se enfrenta a una situación u objeto. Esta escala de angustia va de 0 a 100. En esta escala, 0 indica que al estar en la situación, tocar el objeto, o hallarse cerca de él no siente ninguna angustia en absoluto. El número 100 significa que la situación es la más angustiante que pudo imaginar y que le provocará una enorme ansiedad o angustia. En esta escala imaginaria, usted clasificará cada situación en algún lugar entre 0 y 100. Las situaciones que producen sólo una ansiedad leve pueden ser clasificadas en niveles tan bajos como 10 o 20. Si puede imaginarse moderadamente angustiado, clasificaría la situación aproximadamente en el nivel 50. Si considera que estaría muy ansioso, clasifique la situación en 70 u 80.

Ahora transfiera a la Tabla 1 las situaciones de su lista que le provocan al menos inquietud moderada, situaciones que clasificaría en el apartado «aprox. 50». Continuando con la lista, incluya las situaciones u objetos que originen el nivel de angustia indicado en la columna de la derecha. Por ejemplo, si usted es un «verificador» y no puede conducir sin comprobar su ruta una y otra vez, considere cuán ansioso se sentiría si fuese a conducir en medio de una calle ocupada por muchos peatones sin poder comprobar a través de su espejo retrovisor. Si esta situación es la más angustiante que pueda imaginar, escríbala en el espacio designado como «aprox. 100». Conducir por la carretera de una zona desierta puede provocarle sólo angustia moderada. Si es así, escríbalo en el espacio designado como «aprox. 50». Siguiendo este procedimiento, apunte hasta diez situaciones. No es necesario llenar todos los espacios.

Algunas personas no se angustian por situaciones u objetos reales. Su aflicción siempre es causada por pensamientos, imágenes

TABLA 1:
SITUACIONES QUE ME PROVOCAN ANGUSTIA, ANSIEDAD, O ME IMPULSAN
A RITUALIZAR

		Grado de Ansiedad (0-100)*
1.	_____	aprox. 50
2.	_____	aprox. 60
3.	_____	aprox. 70
4.	_____	aprox. 70
5.	_____	aprox. 80
6.	_____	aprox. 80
7.	_____	aprox. 90
8.	_____	aprox. 90
9.	_____	aprox. 95
10.	_____	aprox. 100

* 0 = ausencia de ansiedad; 100 = mayor ansiedad posible.

o impulsos. Si su problema OC es de esta clase, pase por alto la Tabla 1 y comience con la Tabla 2.

El segundo componente de las obsesiones se refiere a los pensamientos, imágenes o impulsos que provocan su angustia, ansiedad y vergüenza. Ejemplos de estos tipos de pensamiento y apremios son el impulso de hacerse daño a uno mismo al chocar contra un árbol; o el pensamiento: «Estoy contaminado»; o el interrogante: «¿Eché el cerrojo a la puerta principal de mi casa?». Examinar estos pensamientos no es una tarea fácil, de modo que tómese tiempo para reflexionar sobre las ideas obsesivas que han irrumpido en su mente con mayor frecuencia en las dos últimas semanas. Utilice la Tabla 2 (página 71) y consigne esas obsesiones en los espacios designados. Al hacerlo, siga las mismas instrucciones indicadas para la Tabla 1.

El tercer elemento integrante de una obsesión es que lo que teme *sucederá* si *no* se protege, a usted y a los demás, mediante la ritualización, repitiendo palabras o números, evitando determinadas situaciones, o combatiendo de alguna manera las obsesiones. Si está preocupado por un examen, tal vez teme que si no continúa repitiendo ansiosamente los hechos, olvidará los temas más importantes a recordar. Si es un «verificador», puede preocuparle que un descuido de su parte permita que un ladrón entre en su casa para

PENSAMIENTOS, IMÁGENES O IMPULSOS QUE ME PROVOCAN ANGUSTIA

		Grado de Angustia (0-100)*
1.	_____	aprox. 50
2.	_____	aprox. 70
3.	_____	aprox. 80
4.	_____	aprox. 90
5.	_____	aprox. 90
6.	_____	aprox. 100

* 0 = ausencia de angustia; 100 = mayor angustia posible.

robarle y hacer daño a su familia, todo porque no se aseguró de que las puertas y ventanas estuviesen cerradas adecuadamente. O tal vez se obsesiona con la idea de que su casa sea arrasada por el fuego debido a que no verificó como corresponde el horno o los artefactos eléctricos. Si es un «repetidor», podría preocuparle que si descuida repetir acciones, números o palabras de un modo determinado, usted o sus seres queridos se verían afectados por un accidente grave.

Si es un «lavador», quizás le inquiete el uso de productos químicos domésticos que pudo haber tenido en sus manos poniéndose luego a cocinar sin haberse lavado adecuadamente, provocando de este modo que quienes coman su comida enfermen. O puede preocuparle el hecho de haber utilizado el retrete sin lavarse bien las manos, y a causa de ello caerá enfermo o enfermarán otros.

Algunos obsesivo-compulsivos no se preocupan por un desastre futuro específico. Sólo les preocupa el hecho de llegar a sentirse sumamente inquietos a menos que laven, limpien, verifiquen u ordenen. Otros temen que suceda algo malo, pero no saben exactamente qué.

Reflexione en lo que teme que sucederá si no pone empeño en su acción o pensamiento ritual. Indique estos miedos en la Tabla 3. Cuando consigne por escrito las consecuencias que teme, observe que existen dos tipos. El primero incluye consecuencias que proceden de situaciones externas, tales como el fracaso en una prueba, ser víctima de robo si una puerta no está cerrada adecuadamente, o contraer una enfermedad por tocar un objeto. El segundo

TABLA 3:
CONSECUENCIAS TEMIDAS POR NO EVITAR O RITUALIZAR

	Grado en que creo que ello me angustia (50-100)*	Grado en que creo que esto sucederá realmente (0-100)+
A. Consecuencias procedentes de situaciones externas		
1. _____	_____	_____
2. _____	_____	_____
3. _____	_____	_____
4. _____	_____	_____
B. Consecuencias causadas por mis pensamientos o impulsos		
1. _____	_____	_____
2. _____	_____	_____
3. _____	_____	_____
4. _____	_____	_____

* 50 = angustia moderada; 100 = mayor angustia posible; + 0 = no creo que suceda; 100 = sucederá inexorablemente.

incluye consecuencias causadas por sus pensamientos o impulsos, tales como: «Apuñalaré a mi hijo en forma accidental», «Perderé el control y enloqueceré» o «Mi angustia no desaparecerá nunca y siempre me sentiré terriblemente inquieto». Escoja consecuencias que provoquen niveles de 50 a 100 en su escala de angustia, y anótelas en la Tabla 3. Escriba un número de 50 a 100 junto a cada inquietud para indicar el grado de angustia que le ocasiona.

Ahora queremos que haga otro juicio sobre cada consecuencia. Clasifique cuánto *cree usted* que cada consecuencia temida *será realidad* si usted deja de ritualizar o de combatir la obsesión. Es importante que cuando realice este juicio permanezca calmo y piense lo más racionalmente que pueda en qué medida cree que sus miedos se harán realidad *realmente*. Piense con su cabeza, no con su miedo. Utilice una escala de 0 a 100. El cero significa:

«Realmente no creo que suceda, aun cuando me asusta mucho». Una clasificación de 100 significa: «Creo que, sin lugar a dudas, sucederá». Usted puede haber observado que existen objetos, situaciones, pensamientos o actividades específicas que evita. Muchos «lavadores» que se preocupan por los gérmenes evitan utilizar los aseos públicos. Por ejemplo, David, cuyo caso se describió en el capítulo 2, evitaba conducir solo o hacer caminar a su hija sobre suelos de hormigón. Es probable que los «ordenadores» eviten invitar huéspedes a sus casas por temor a que éstos alteren la disposición de sus objetos. Y la persona que tiene miedo de poder llegar a apuñalar a su hija esconderá todos los cuchillos de cocina.

¿Cuáles son las situaciones que evita con el objeto de obtener alguna sensación de seguridad? Enumere tales situaciones, objetos, pensamientos o actividades en la Tabla 4 (página 74). Junto a cada ítem, indique la frecuencia con que las evita, utilizando una escala de 0 a 100. El cero significa: «No la evito nunca». El 100 significa: «La evito siempre». Por supuesto, como con todas las demás escalas, existen puntos intermedios. Si usted evita una situación un 50 % de las veces, escriba 50 junto a ella, y así sucesivamente. Este ejercicio le ayudará a identificar las situaciones que tiende a evitar y a planificar su programa de autoayuda en el capítulo 7.

Cómo analizar sus compulsiones

Ahora usted ya ha aprendido muchísimo más sobre sus preocupaciones y obsesiones al organizarlas de acuerdo con sus diversos componentes. A continuación nos ocuparemos de sus compulsiones, que también llamamos rituales. En la Tabla 5 (página 75) encontrará una lista de comportamientos y pensamientos rituales. Coloque una tilde junto a cada una de las compulsiones que le afectan. Ahora clasifique los rituales que marcó colocando un *1* junto a su ritual más frecuente, un *2* junto al ritual que le sigue en orden decreciente de frecuencia, y así sucesivamente.

Comenzando con el ritual que le ocupa mayor cantidad de tiempo, describa la acción más común que ejecuta dentro de su ritual, y evalúe cuánto tiempo le dedica durante un día típico. Por ejemplo, si es un «lavador», ¿cuántas veces se lava las manos durante el día? ¿Cuánto tiempo le lleva cada lavado de manos? ¿Se lava sólo las manos, o también se lava los brazos? ¿Cuántas veces se ducha? ¿Cuál es la duración de cada ducha? ¿Qué jabones uti-

	Grado hasta el cual evito (0-100) *
1.	
2.	
3.	
4.	
5.	
6.	

* 0 = nunca la evito; 100 = la evito siempre.

liza? Si es un «limpiador», ¿cuáles son los objetos que tiende a limpiar más? ¿Cuánto tiempo pasa limpiando sus ropas? ¿Cuánto tiempo dedica a limpiar las ropas de los demás? ¿Los muebles? ¿Los suelos, los fregaderos, los retretes? Si es un «verificador», consigne cuáles son las cosas que tiende a verificar más, tales como puertas, ventanas, artefactos eléctricos, luces específicas en la casa u oficina, el coche, la ruta que acaba de recorrer, el talonario de cheques, o los formularios que ha rellenado.

Si es un «ordenador», describa exactamente qué es lo que ordena. ¿Dedica mucho tiempo a hacer la cama? ¿A arreglar la ropa? ¿Los cuadros? ¿Otros objetos de su casa? ¿Los cajones? ¿Dispone las cosas en forma simétrica?

En los últimos capítulos utilizará la información consignada en este cuadro cuando diseñe su programa de autoayuda. Ello le ayudará a establecer cuáles son las características de sus rituales que puede modificar y cuáles son los rituales a los que debe enfrentarse en primer término.

Diferenciación de las obsesiones y compulsiones de otros problemas psíquicos

Ahora comience a reflexionar sobre la relación entre sus obsesiones y sus compulsiones. ¿Se dedica a rituales tales como lavarse las manos para reducir su preocupación por la enfermedad con el objeto de reducir su angustia obsesiva? ¿O repite acciones tales

TABLA 5:
COMPULSIONES CONDUCTUALES Y COGNITIVAS

Compulsión	Grado
_____ Lavar	_____
_____ Limpiar	_____
_____ Verificar	_____
_____ Repetición de acciones	_____
_____ Ordenamiento de objetos	_____
_____ Acumulación	_____
_____ Rezar	_____
_____ Rituales mentales	_____
_____ Números «buenos»	_____
_____ Enumeración o repaso mental	_____
_____ Otras	_____

Acciones comunes de mi ritual	Cantidad de tiempo que le dedico cada día
Ritual #1: _____	_____
Acción: _____	
Ritual #2: _____	_____
Acción: _____	
Ritual #3: _____	_____
Acción: _____	
Ritual #4: _____	_____
Acción: _____	

como dar golpecitos en la mesa o mesarse los cabellos una y otra vez sin tener idea de por qué las ejecuta? Su respuesta a estas cuestiones es muy importante.

Este programa de autoayuda está especialmente diseñado para personas que sienten que sus preocupaciones y obsesiones son exageradas y no deseadas, cuyas compulsiones y prevenciones se proponen disminuir su angustia. Si usted no reconoce que su comportamiento ritual lo protege directamente de verse abrumado por la angustia, y si sus compulsiones son puramente automáticas, entonces le sugerimos que consulte a un profesional de la salud mental para que le brinde asesoramiento. Un especialista en salud mental experimentado puede ayudarle a determinar si sus síntomas reflejan algún problema psicológico que no sea un TOC.

Los que padecen de otros trastornos mentales también pueden dedicarse a repetir secuencias rígidas de acciones. Por ejemplo, quienes sufren de esquizofrenia a menudo presentan el síntoma de acciones repetitivas, como mover las manos de una manera específica, o caminar con paso firme y rígido. Las personas con trastornos orgánicos, como lesiones cerebrales o retraso mental, también pueden presentar tales movimientos estereotipados. Pero las acciones compulsivas del paciente OC *son* distintas a las demás acciones repetitivas. En el TOC la acción compulsiva tiene la finalidad de neutralizar algún pensamiento o imagen obsesivos, y se propone reducir directamente la angustia obsesiva o evitar una catástrofe futura.

Los individuos ritualizadores con otro tipo de problemas psicológicos normalmente no tendrán una explicación lógica. Sólo los obsesivo-compulsivos tendrán una explicación que vincule las obsesiones y las compulsiones. Estos individuos sufren de pensamientos repetitivos desagradables (obsesiones) y utilizan los comportamientos repetitivos (compulsiones) para sentirse mejor.

Las compulsiones también son distintas a los hábitos exagerados como alimentarse en exceso, comerse las uñas o arrancarse cabellos de la cabeza, conocido este último como tricotilomanía. En estos comportamientos no existe angustia, culpa o vergüenza específica que los comportamientos compulsivos deban compensar. No existen consecuencias catastróficas esperadas si la persona se resiste al impulso de entregarse a un hábito nervioso.

Por ejemplo, los que comen en exceso pueden sentir una acumulación progresiva general de tensión. Comienzan a pensar en comida y empiezan a sentirse urgidos a comer. Se resisten a dirigirse a la nevera, pero finalmente ceden y se dan un atracón. Esto les brinda alivio a su tensión, aun cuando luego podrían comenzar a sentir culpa o vergüenza, o a lamentar las consecuencias de comer en exceso.

A diferencia de los que comen en exceso, los obsesivo-compulsivos no se entregan a una compulsión simplemente para obtener alivio de una tensión *general*. Sufren bastante angustia *específica* de la que buscan alivio, y a menudo temen las consecuencias *específicas* por no ritualizar, tales como: «Si no me lavo, me contaminaré y enfermaré» o «Si no verifico, la casa se incendiará». Nuevamente, las compulsiones están directamente relacionadas con el alivio de la angustia de la obsesión, o con evitar que sucedan las consecuencias temidas.

Otra diagnosis que a veces se confunde con el TOC es la personalidad obsesivo-compulsiva. Todos hemos conocido personas que constantemente se esfuerzan por alcanzar la perfección, que tienen modelos estrictos y, a menudo, inalcanzables, que prestan una atención exagerada a los detalles, siguen normas de vida rígidas y tienen dificultades para desviarse de ellas. Las personas que tienen personalidades obsesivo-compulsivas se muestran excesivamente preocupadas por la limpieza y el orden, y llegan a extremos elevados para evitar cometer errores. Parecería que el estilo de personalidad de estos individuos guarda relación con el TOC. De hecho, algunas personas con TOC también son consideradas personalidades obsesivo-compulsivas. Otras no lo son. Así, no toda persona limpia y ordenada padece el TOC.

Al mismo tiempo, no todos los obsesivo-compulsivos son limpios y organizados. Por ejemplo, si usted entra a la casa de un «lavador» obsesivo-compulsivo, en realidad podría encontrarse con un cuadro de caos y suciedad. Esto se debe a que la persona está tan absorbida por la tarea de ritualizar y preocuparse por la contaminación, que no tiene tiempo para dedicar a la organización o limpieza normal de su entorno. Muchos «lavadores», como el caso de Robin que tratamos en la introducción, se abstienen de limpiar sus casas por temor a difundir la contaminación a su alrededor.

En este punto queremos enfatizar nuevamente que la mayoría de los obsesivo-compulsivos son capaces de admitir que, en gran medida, tanto sus obsesiones como sus compulsiones son absurdas. A pesar de que gastan muchísima energía preocupándose acerca de posibles catástrofes y tratando de protegerse a sí mismos y a los demás de sufrir daños, son conscientes de que sus obsesiones son generadas en sus propias mentes y no les son impuestas por ninguna fuerza externa. Saben que sus compulsiones dependen de ellos mismos, aun cuando sientan que no las controlan. La mayoría reconoce que sus obsesiones y compulsiones verdaderamente carecen de sentido e intentan resistirse a ellas.

Un problema psicológico que se descubre con frecuencia en las personas con TOC es la depresión. No resulta sorprendente que los individuos cuyas vidas llegan a estar absorbidas por pensamientos obsesivos y comportamientos incesantemente repetitivos se vuelvan depresivos. En la mayoría de los casos, la persona experimenta una depresión como reacción a sus síntomas OC y ello generalmente se suprime después de un tratamiento con éxito del TOC.

En algunos casos la depresión se desarrolla primero. Para estos individuos, las obsesiones y cavilaciones generalmente forman parte de un trastorno depresivo. Las personas depresivas se ven a sí mismas como imperfectas y sin méritos. Perciben el mundo que las rodea como negativo y desprovisto de placer. E imaginan que los problemas y frustraciones que sienten hoy no acabarán nunca. En su mente, el día de mañana será tan malo como el de hoy. Sus pensamientos obsesivos tienden a reflejar estos temas: «Soy una persona carente de méritos», «Nunca me sentiré mejor», «Nadie me acepta..., ¿por qué deberían hacerlo?».

Si usted está deprimido, puede carecer de energía o motivación para seguir solo su programa de autoayuda. Una opción es asegurarse el apoyo de un amigo que pueda ayudarlo en su práctica. Una segunda opción es consultar a un profesional de la salud mental en busca de ayuda para su depresión antes de comenzar el programa inicial de autoayuda, o durante el programa. También, si realmente no sufre de TOC, un profesional puede indicarle el tratamiento más apropiado para su problema.

¿Debería buscar usted ayuda profesional?

Ahora que ha analizado sus síntomas y se ha asegurado de que realmente tiene obsesiones y compulsiones, se halla en condiciones de decidir si debería utilizar el programa de autoayuda por su cuenta o con la guía de un profesional de la salud mental. Vuelva a analizar sus respuestas a las Tablas 1 a 5 en este capítulo. ¿Clasificó varios ítems en las Tablas 1 y 2 como «aprox. 90» o «aprox. 100»? En la Tabla 3, ¿clasificó algún ítem en la columna de la derecha como cercano a 100, indicando que usted cree firmemente que semejante consecuencia sucederá realmente? Ahora observe sus respuestas en la Tabla 5. Sume el total de horas que pasa cada día dedicado a sus rituales. ¿También pasa mucho tiempo entregado a sus obsesiones durante el día? Sume esa cantidad al tiempo dedicado a sus rituales. ¿El total asciende a más de dos horas?

Estas respuestas le ayudarán a decidir. Si sufre de síntomas *serios* (Tablas 1 y 2) y cree *firmemente* que algunos de sus temores más angustiantes se harán realidad (Tabla 3) y pasa *dos o más ho-*

ras por día entregado a ritualizar (Tabla 5) o a obsesionarse, le alentamos a buscar el asesoramiento de un profesional de la salud mental que se especialice en TOC. Este experto, además de examinarlo, le ayudará a seguir este programa de autoayuda. Sugerimos esto debido a la gravedad de sus síntomas, que interfieren continuamente el desarrollo de su vida cotidiana. Los síntomas graves son más difíciles de superar por su propia cuenta.

¿Qué programa de autoayuda debería utilizar usted?

Usted ahora está dispuesto a comenzar su programa de autoayuda. Independientemente de si se comienza solo, con la colaboración de un amigo, o con la de un profesional de la salud mental, todos deberían empezar con el programa inicial de autoayuda que se describe en los tres capítulos siguientes. Está diseñado para todos quienes padecen de TOC y será el único programa que necesiten las personas con *preocupaciones* y *obsesiones*.

Si usted sufre también de compulsiones, practique las instrucciones del programa inicial de autoayuda, que se describe en el capítulo 5, sobre una base *diaria y constante* durante varias semanas. Si encuentra que está mejorando, entonces puede perseverar en este enfoque. No obstante, si después de unas pocas semanas descubre que no continúa mejorando o que las sugerencias de este programa no le están ayudando a controlar sus síntomas, pase a la tercera parte de este libro, el programa intensivo de tres semanas.

Segunda parte

El programa inicial de autoayuda

4. Hacer frente a los desafíos

En este capítulo hablaremos de los cambios esenciales que usted necesita realizar en sus pensamientos y actitudes antes de poder liberarse de sus síntomas obsesivo-compulsivos. Estos cambios lo prepararán para las prácticas específicas de autoayuda que se indican en los capítulos siguientes.

Una característica de los síntomas obsesivo-compulsivos es que pueden ser sumamente persistentes a lo largo del tiempo. El diagrama de la página 84 ilustra el modo en que se produce esta persistencia en algunas personas que sufren tanto obsesiones como compulsiones. En primer lugar, se produce algún acontecimiento que estimula la obsesión. Este acontecimiento puede corresponder al entorno, por ejemplo advertir un ligero cambio en casa o en el pomo de la puerta de entrada de una tienda. O simplemente podría tratarse de un pensamiento fugaz. Este acontecimiento activa el pensamiento, imagen o impulso obsesivo.

Una vez que la persona comienza a obsesionarse, llega a sentirse angustiada y ansiosa. Puesto que las obsesiones tienden a permanecer en su mente, la angustia persiste durante un tiempo prolongado. Este estado resulta sumamente desagradable y es natural que la persona desee ponerle fin. En el pasado ha descubierto que puede disminuir la angustia obsesiva entregándose a alguna acción compulsiva. Por consiguiente, el fuerte deseo de encontrar alivio hace que el individuo se sienta compelido a ritualizar. Entonces se dedica a seguir ese impulso abandonándose a ejecutar su ritual; es decir, que esta persona se entrega a lavar, repetir, verificar, etcétera. A veces también trata de ofrecer resistencia al comportamiento compulsivo, ya que éste, en sí mismo, es muy angustiante.

Después de ejecutar el ritual, suele experimentarse algún alivio de la angustia obsesiva. Lamentablemente, este alivio es sólo temporal, y pronto otro acontecimiento comenzará nuevamente el

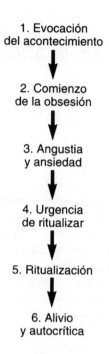

1. Evocación
del acontecimiento

2. Comienzo
de la obsesión

3. Angustia
y ansiedad

4. Urgencia
de ritualizar

5. Ritualización

6. Alivio
y autocrítica

LA SECUENCIA DE LOS SÍNTOMAS DEL TOC

ciclo. No obstante, la pauta se vuelve persistente, porque la persona ha descubierto que la ritualización es lo único que le brinda algún sosiego. Al final de cada ciclo, el individuo se siente desalentado, decepcionado y autocrítico. Una vez más ha quedado atrapado en ese comportamiento irracional.

Todos los tratamientos de los síntomas obsesivo-compulsivos, ya sea que se realicen con la guía de profesionales o mediante programas de autoayuda, se proponen romper esta pauta cíclica viciosa. En los dos capítulos siguientes demostraremos cómo es posible aplicar ciertos principios terapéuticos básicos para romper esta pauta y comenzar a asumir el control de sus síntomas.

Los cuatro desafíos

Existen cuatro desafíos que debe afrontar cuando comience a controlar sus síntomas:

DESAFÍO 1: LLEGAR A ESTAR DECIDIDO A VENCER SU PROBLEMA. Usted debe decidir que éste es el momento oportuno para realizar los cambios necesarios para vencer sus síntomas OC. Primero, debe creer que tiene derecho a estar bien. Estos síntomas lo han perturbado y se han entrometido en su vida durante mucho tiempo. Por lo tanto, usted está dispuesto a hacer lo que sea para rehacer su vida.

Segundo, necesita creer que puede superar su problema OC. Recuerde que esto es posible, que otras personas con problemas similares al suyo han mejorado, y que usted también puede cambiar. Nosotros contribuiremos a reforzar esta creencia al presentarle a lo largo del libro a otros pacientes que han superado su problema.

Cuando siga las sugerencias que se indican, necesitará correr el riesgo de experimentar con opciones que son completamente diferentes a sus actuales prácticas obsesivo-compulsivas. Por ejemplo, hasta ahora ha escogido preocuparse una y otra vez por acontecimientos particularmente alarmantes. Algunas personas tienen también pensamientos o comportamientos repetitivos para evitar que sucedan determinados desastres. Nosotros le pediremos que cambie gradualmente estos pensamientos y comportamientos, que no se preocupe del modo en que solía hacerlo y que modifique la manera de ejecutar sus rituales. Asumir el riesgo de liberarse de sus viejas prácticas e intentar comportamientos nuevos requerirá fe en este proceso y mucho valor, porque cuando intentamos algo nuevo nunca estamos seguros de que funcionará. Aquí es donde aparece su determinación, que le ayudará a resistir las dudas, incertidumbres y molestias a corto plazo con el propósito de curarse. Su determinación le ayudará a vencer las decepciones y dificultades que puedan surgir durante el desarrollo de su programa de autoayuda.

DESAFÍO 2: LLEGAR A TOMAR CONCIENCIA DE QUE SUS PREOCUPACIONES SON IRRACIONALES. Tenga presente que el TOC es considerado un trastorno ansioso. Esto se debe al hecho de que se basa en una preocupación ansiosa por cuestiones *irreales*. Con todo, las obsesiones son tan fuertes y tan inquietantes que usted puede sentirse abrumado por ellas, creyendo que representan amenazas verdaderas, y llegando a preocuparse por el modo de protegerse a sí mismo y a los demás.

Cuando tiene temor de ser transmisor de gérmenes mortales que causarán la muerte a su propio hijo, o le asusta la posibilidad de provocar un accidente terrible, éstos son miedos apremiantes. ¿Cómo puede pensar que estas cuestiones no se basan en la realidad? Y tales creencias tenderán a intensificar sus síntomas. Nosotros estamos pidiéndole que adopte una creencia nueva: sus preocupaciones obsesivas son muy exageradas.

Admitimos que es sumamente difícil pensar racionalmente cuando se está aterrorizado. Por lo tanto, no sería sorprendente que, incluso después de tomar perspectiva respecto de sus obsesiones, durante los momentos en que es dominado por éstas a veces seguirá creyendo que sus miedos son reales. A través de las prácticas de autoayuda le asistiremos en el aprendizaje de que sus creencias son infundadas. Al continuar reforzando esta perspectiva, cuando se enfrente a sus obsesiones en el futuro estará en mejores condiciones de responder a ellas de un modo nuevo.

DESAFÍO 3: CONSIDERE QUE LA RITUALIZACIÓN NO ES EL ÚNICO MODO DE REDUCIR SU ANGUSTIA. La mayoría de los obsesivo-compulsivos cree que si no ritualiza, la angustia no desaparecerá. No resulta sorprendente que continúen ritualizando para asegurarse algún grado de tranquilidad. Si usted comparte esta creencia, debe estar dispuesto a ponerla a prueba con el objeto de descubrir que existen otros modos para reducir su angustia. Será sumamente difícil liberarse de sus compulsiones, a menos que esté dispuesto a experimentar con comportamientos nuevos. Tal experimentación requiere, en primer lugar, considerar que otras opciones podrían funcionar. Una vez más, la disposición a cambiar sus acciones exigirá valor de su parte, pues sus compulsiones le han dado resultado en el pasado.

DESAFÍO 4: ACEPTE SUS OBSESIONES EN LUGAR DE RESISTIRSE A ELLAS. Éste es, con mucho, el desafío más difícil. Considerada superficialmente, esta propuesta parece contradecir al desafío 1. Si le estamos pidiendo que crea que sus preocupaciones son irracionales, ¿por qué también debería aceptarlas? No parece lógico. Y tiene razón. En el capítulo 1 hablamos sobre la utilización de la paradoja: elecciones que parecen lo *opuesto* a la lógica. Ésta es una de esas veces en que un giro paradójico en su pensamiento incidirá en gran medida en el grado en que sus obsesiones le inquietarán. Y cuando ya no le inquieten tanto, naturalmente irá disminuyendo la atención que les presta. Por consiguiente, aun cuando necesite aceptar que sus obsesiones son irreales, simultáneamente necesita *aceptar* que las tiene. Cuando domine este desafío, ¡se sorprenderá ante los resultados!

Analicemos más de cerca este proceso. Si usted es como la mayoría de los obsesivo-compulsivos, probablemente es consciente de la intensidad con que intenta resistirse a sus obsesiones. Puesto que ha experimentado el dolor psicológico de estancarse en sus obsesiones, llegará a temerlas y a tratar de evitarlas por todos los medios. Sin embargo, la investigación ha demostrado que los intentos de resistir a los pensamientos normalmente aumentan la probabilidad de que éstos persistan.

Cuando más se resiste a sus obsesiones, más tiempo permanecerán éstas en su mente, regresando con mayor frecuencia. Es como si sus intentos por resolver su problema en realidad lo empeorasen.

Si esto es cierto, entonces al aceptar sus obsesiones éstas deberían disminuir. Eso es lo que sucede a menudo cuando las personas eligen enfrentarse a sus preocupaciones directamente, incluso para alentarlas: los pensamientos dolorosos comienzan a desaparecer. Es como cortar el combustible que alimenta un incendio. Sus obsesiones continuarán siendo fuertes en la medida en que usted siga temiéndolas y combatiéndolas. Cuando deje de resistirse, ya no persistirán.

En términos lógicos, usted puede entender esta idea. Empero, el único modo en que verdaderamente tendrá confianza en este principio es poniéndolo en práctica. Ésta es la razón por la cual necesita aceptar el desafío que requiere valentía de su parte: le pediremos que aplique el criterio de que su miedo podría aumentar su sufrimiento más que brindarle alivio.

Por supuesto, en realidad nadie quiere sufrir obsesiones, y el propósito del tratamiento es desembarazarse de ellas. Sin embargo, el enfoque que proponemos es paradójico; dictamina que usted actúe de un modo que a primera vista parece ilógico. La posición paradójica que le alentamos a asumir es: «Con el objeto de librarme de mis pensamientos obsesivos, estoy dispuesto a aceptarlos». Toda vez que se advierta obsesionándose, responda mediante la aceptación de que en realidad es eso lo que está sucediendo.

Aceptar sus preocupaciones requerirá que desarrolle una voz interior nueva y diferente para responderles. En lugar de decir: «No puedo permitirme comenzar a obsesionarme ahora, sería *horrible*», usted asume la posición: «Es muy bueno para mí obsesionarme en este preciso momento».

Comenzar a cambiar la pauta

Sus síntomas no existen en el vacío. Dependen de una pauta cíclica específica de pensamientos, acciones y reacciones. Si puede abstenerse de que sus obsesiones lo conduzcan directamente a sus comportamientos compulsivos, y si es capaz de reducir su angustia y ansiedad, puede evitar que se produzca su pauta típica. No hay necesidad de efectuar un ataque frontal directo contra sus obsesiones irracionales. En lugar de intentar deshacerse de sus obsesiones de manera directa y ansiosa, le pediremos que cambie el modo en que responde a ellas.

Al aceptar los cuatro desafíos, usted comenzará a cambiar la pauta (véase Tabla 6). La fuerza de sus obsesiones y compulsiones disminuirá cuando esté decidido a vencer sus síntomas, cuando tenga presente el carácter irreal de sus preocupaciones, y cuando se halle dispuesto a considerar nuevas opciones en sustitución de los rituales para reducir su angustia.

El desafío 4, aceptar sus obsesiones en vez de resistirse a ellas, constituirá el primer paso en el proceso de cambiar su pauta. Éste es el primer paso para que empiece a llevar a la práctica sus criterios de autoayuda. Toda vez que comience a obsesionarse, permita que la obsesión exista en ese momento. No se proponga combatir la obsesión y no se autocritique por tenerla. Su postura básica debería ser: «Está bien tener ese pensamiento».

INTRODUCIR UNA ACTITUD NUEVA. La afirmación: «Está bien tener obsesiones» no debería ser simplemente pronunciada para sus adentros durante los momentos de inquietud. Más bien, esta afirmación debería reflejar un cambio básico en su actitud, y su eficacia depende de su compromiso de creerla. Esto quiere decir que una vez que advierte que está obsesionándose, debe permitir que esos pensamientos prosigan. Tan pronto como les dé la bienvenida, convierte a esos pensamientos en voluntarios. Si los acepta, no necesita luchar para librarse de ellos. Por consiguiente, mediante su aceptación usted reduce su urgencia apremiante de ritualizar.

No estamos dando a entender que este enfoque, consistente en la aceptación de las obsesiones mientras consideramos que su contenido es irracional, las disminuirá al instante. Si fuese tan fácil, sus síntomas nunca habrían llegado a ser tan arrolladores. Sin embargo, este giro en su actitud es el primer paso importante hacia su recuperación. La elección de aceptar sus obsesiones en lugar de combatirlas se basa en su decisión de conceder valor al contenido

TABLA 6:
ACEPTACIÓN DE LOS CUATRO DESAFÍOS

Posición frente al problema	Posición de autoayuda
1. Siempre estaré dominado por este problema.	1. Ahora estoy decidido a vencer este problema.
2. Creo que mis preocupaciones obsesivas son exactas.	2. Mis obsesiones son exageradas e irreales.
3. Los rituales son el único modo de reducir mi angustia.	3. Existen otras opciones para reducir mi angustia.
4. *Debo* poner fin a mis obsesiones.	4. Acepto mis obsesiones.

de los pensamientos o imágenes a las que se hace frente (desafío 2). Al tener presente que sus preocupaciones específicas son exageradas, es probable que evite la intensificación de su ansiedad.

En el siguiente capítulo describiremos varios enfoques que usted puede utilizar para modificar sus preocupaciones e inquietudes. Más adelante, en el capítulo 6, explicaremos algunas técnicas que puede emplear para cambiar sus rituales mientras se prepara para renunciar a ellos. Cuando se decida a explorar estas opciones, no existe otra actitud que promueva su progreso. Usted está a punto de desmantelar una fortaleza muy poderosa y duradera. Y hacerlo requiere paciencia. No debe apresurarse a juzgar el valor o inutilidad de cualquier técnica particular, ya sea que ésta se proponga modificar sus actitudes, emociones o comportamiento.

Desechar una opción en forma prematura, o sentirse desalentado muy pronto por la lentitud del avance, limitará su éxito. A menudo la gente considera cada encuentro con sus síntomas como una prueba acerca de lo correcto o deficiente de su desempeño, y de su capacidad o incapacidad para cambiar. Con todo, cada vez que considere su experiencia como una prueba, usted mismo da lugar a la decepción, desaliento, autocrítica y resignación.

En vez de ello, nosotros lo alentamos a considerar sus experiencias como una práctica. Al proceder de este modo, usted puede evaluar lo que ha aprendido, además de identificar cuáles son los problemas más difíciles que requieren atención adicional. Lo más importante es que continúe sustentando sus propios esfuerzos y méritos durante el programa de autoayuda.

5. Liberarse de ansiedades y obsesiones

En este capítulo nos referiremos al modo de superar sus ansiedades y obsesiones. Le enseñaremos modos nuevos para actuar cada vez que advierta que está atormentándose. Luego le presentaremos cuatro técnicas efectivas de autoayuda para practicar durante los momentos en que no está angustiado. Estas técnicas reforzarán su capacidad para dominar sus obsesiones una vez que éstas empiecen.

Una observación antes de comenzar. En el capítulo 1 caracterizamos a las ansiedades como pensamientos que provocan angustia acerca de cuestiones que pueden cambiar de un día a otro. Definimos las obsesiones como pensamientos, imágenes o impulsos angustiantes que aparecen en forma reiterada. Las técnicas descritas en este capítulo ayudarán tanto a quienes se angustian como a quienes se obsesionan. Por consiguiente, utilizaremos estos términos de manera intercambiable.

Qué hacer mientras está obsesionado

Ahora le pedimos que ponga en práctica el desafío 4 del capítulo 4. Cuando comience a atormentarse, tiene dos opciones. La primera es luchar y oponer resistencia a las obsesiones. Esta opción, como sabe, incrementa su angustia e intensifica las obsesiones, y ése es el modo en que usted ha estado respondiendo hasta ahora. Le alentamos a probar una opción diferente: *acepte* el pensamiento inquietante. Por lo tanto, aun cuando su objetivo final es dejar de obsesionarse, el mejor camino para *alcanzar* ese objetivo es desarrollar esta actitud de aceptación: está bien que haya tenido ese pensamiento, y está bien que éste se repita.

Recuerde que las obsesiones son pensamientos o imágenes *involuntarios*. Si usted escoge tenerlos, por definición aumenta su

90

dominio sobre ellos. Esto en sí mismo será un cambio significativo en su pauta, pero es sólo el primer paso. Una vez que logra dar este paso, su siguiente jugada debería ser encontrar más maneras de poner a sus obsesiones bajo control voluntario sin tener que resistirse a ellas. ¿Cómo lograr este objetivo? Aquí le ofrecemos dos opciones para que las ponga en práctica.

OPCIÓN DE AUTOAYUDA 1: POSPONER LA OBSESIÓN. Si usted responde a sus obsesiones intentando desembarazarse de ellas al instante, para que desaparezcan *ahora* y *para siempre*, probablemente fracasará en la tarea. Es un cambio demasiado grande a realizar. (Usted ya sabe que esto es cierto, porque ésta ha sido su estrategia en el pasado.) En vez de ello, dé un paso menos importante, que resulte asequible, con el propósito de obtener dominio de una parte más del proceso obsesivo. Permítase tener las obsesiones. Asuma el compromiso de prestar atención a sus preocupaciones. Simplemente controle *cuándo* le asalta la preocupación. La esencia de esta técnica es parar las obsesiones. Usted decide no ignorar sus preocupaciones. No obstante, simplemente va a *posponer el prestarles atención por un ratito*.

Esta táctica puede ayudar a ganar control sobre sus obsesiones de dos modos. Primero, posponiendo sus preocupaciones durante un período limitado, no entrando en el ciclo vicioso que resulta de

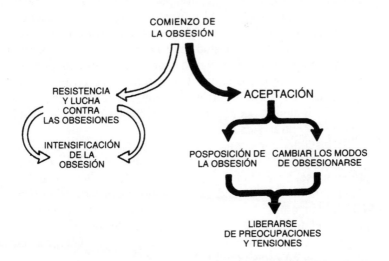

OPCIONES DE AUTOAYUDA PARA LAS OBSESIONES

combatirlas; más bien, permite que otras cuestiones sustituyan temporalmente a las obsesiones y ocupen su atención. El tiempo dedicado a estas otras cuestiones también puede disminuir sus posibilidades de regresar a las obsesiones originales. Segundo, aun cuando estas nuevas cuestiones dejen de retener su atención y usted vuelva a sus obsesiones originales, ha quebrantado su pauta rígida de llegar a estar completamente absorbido por una preocupación toda vez que una obsesión irrumpe en su mente.

POSPONER OBSESIONES

1. Acepte mentalmente prestar atención a las obsesiones.
2. Escoja un momento específico en el futuro para volver a ellas.
3. Cuando llegue ese momento, comience a obsesionarse o considere la posibilidad de posponer las obsesiones para otro momento específico. Siempre que sea posible, elija posponerlas.

Cuando comience a practicar esta técnica, pruebe a posponer sus obsesiones durante unos pocos minutos solamente. Aquí va un ejemplo de cómo poner en práctica la técnica de posposición: Usted está sentado a su escritorio trabajando y de pronto irrumpe en su mente el pensamiento: «¿Cómo podré atender los pagos de todas mis deudas este mes?». Esta inquietud obsesiva ha estado entrometiéndose en sus horas de trabajo durante las últimas semanas. Son las 9 de la mañana. Usted se promete a sí mismo que volverá en cinco minutos al pensamiento acerca de cómo vivir con sus ingresos. Concédase una pausa de cinco minutos y vuelva a trabajar. Cuando hayan transcurrido los cinco minutos, debe tomar la decisión siguiente: posponer la preocupación durante otros cinco minutos o centrarse en ella.

Si posponer por segunda vez le resulta demasiado difícil, establezca un período determinado de tiempo en el que se permitirá preocuparse. En este ejemplo, tal vez decida preocuparse durante cinco minutos si lo considera necesario, luego volver a posponer durante cinco minutos, y así sucesivamente hasta poder liberarse por completo de la preocupación. Durante el tiempo en que mantenga postergada la preocupación, asegúrese de volver a centrar su atención en otras actividades que capten su interés. Vuelva a dedicarse a su trabajo, llame a un amigo o emprenda una caminata vigorizante. No espere que el tiempo transcurra ociosamente.

En general, cuanto más tiempo logre eludir las obsesiones, menos intensas serán. Por lo tanto, siempre que sea posible, escoja posponerlas una y otra vez. Cada día prolongue gradualmente el tiempo de posposición hasta que sea capaz de postergarlas por varias horas. Pronto descubrirá que cuando regrese a ese pensamiento horas más tarde, ya no le inquietará como lo hacía al principio, y será mucho más fácil desecharlo.

OPCIÓN DE AUTOAYUDA 2: CAMBIAR LOS MODOS EN QUE SE OBSESIONA. De vez en cuando, todos nosotros experimentamos una preocupación irracional o una imagen aterradora instantánea. Estas experiencias son parte de nuestra vida mental, y no tienen mayor importancia. Por consiguiente, la mayoría de nosotros puede liberarse de tales pensamientos o imágenes. Si usted espera no tener nunca un momento obsesivo en su vida, ciertamente va a sentirse decepcionado.

Una obsesión momentánea en sí misma carece de importancia; lo que origina el problema es el modo en que usted reacciona ante ella. Siempre que pueda, trate a su obsesión como si fuese una experiencia angustiante momentánea. *No* analice por qué la ha experimentado, cuál es su significado, o si será capaz de detenerla. Puesto que todas las obsesiones son angustiantes, es natural que tenga una reacción inicial negativa. No obstante, su tarea es liberarse de esa reacción inicial. A continuación se indican los pasos a seguir:

CAMBIAR LOS MODOS EN QUE SE OBSESIONA

1. Distánciese mentalmente y reconozca que ha comenzado a obsesionarse.
2. Observe su respuesta emotiva a la obsesión. ¿Está ansioso? ¿Asustado? ¿Avergonzado?
3. Recuérdese que está bien tener una obsesión momentánea.
4. En este momento, reafírmese en la creencia de que el contenido obsesivo es irracional. No analice.
5. Cambie su respuesta emocional a la obsesión tomando medidas específicas (por ejemplo, tome nota minuciosa de la obsesión, cántela, cambie el escenario).

Vamos a observar cómo funciona este proceso. Consideremos el caso de Sandra, una mujer de treinta y cinco años, que advierte un bulto en uno de sus pechos mientras se realiza una autoexploración. Sandra comienza a inquietarse por lo que pueda significar ese tumor reciente y llama a su médico para acudir a su consulta lo más pronto posible. Durante la visita, el médico de Sandra palpa el bulto, ordena una mamografía y más tarde está en condiciones de asegurarle que ese bulto no es canceroso en absoluto. No es más que un espesamiento del tejido glandular, un fibroadenoma. Si bien lógicamente ella cree a su médico, repetidas veces durante las siguientes semanas es atenaceada por pensamientos inquietantes sobre el cáncer.

Una vez que Sandra decide que estos pensamientos son irracionales y que quiere detenerlos, esto es lo que se dice a sí misma: 1) «Oh, no, he comenzado a preocuparme otra vez por el cáncer». 2) «Realmente, me siento terriblemente ansiosa cada vez que me exalto de este modo». 3) «Está bien que tenga este pensamiento. Después de todo, pasé momentos de mucho miedo hasta que el doctor Patterson me dió los resultados». 4) «Sé que realmente gozo de buena salud y que no tengo cáncer».

Luego Sandra cierra los ojos y se recuerda sentada en la consulta mientras el doctor Patterson le daba las buenas noticias. Origina la representación mental del rostro de su médico y oye el tono tranquilizador de su voz; luego comienza a relajarse. Antes de abrir los ojos, también evoca una escena que vivió cinco años atrás, sentada en esa misma consulta. Sandra oye esas idénticas palabras confortantes y ve una sonrisa en su propio rostro. Esa escena ocurrió cinco años atrás, y ella estaba saludable y fuerte. Sintiéndose mucho más tranquila ahora, abre los ojos y regresa a sus actividades.

Utilizar las imágenes como lo hizo Sandra es sólo uno de los modos en que usted puede cambiar su respuesta emocional a sus obsesiones. Seguidamente se indican tres sugerencias específicas para ayudar a lograr este objetivo:

Tome nota minuciosa de la obsesión. Lleve con usted todo el día un lápiz y una pequeña libreta de notas. Cuando comience a obsesionarse, tome nota minuciosa de sus pensamientos exactos, o escriba unas pocas frases que describan sus imágenes o impulsos. Si continúa obsesionándose, anote los pensamientos que se sucedan en su mente, aun cuando repitan lo que ya ha escrito. Cuando se obsesione, tienda a repetir el mismo tema una y otra vez. Cuando traslade al papel sus obsesiones, toma conciencia de lo reiterativas y absurdas que son. Esta perspectiva debilita a las obsesiones.

Es probable que al cabo de un rato la tarea de escribir palabra por palabra el contenido obsesivo le resulte un trabajo rutinario. Así, llega a requerir mayor esfuerzo obsesionarse que liberarse de la obsesión. Y el esfuerzo implicado lo desanimará a continuar obsesionándose.

Cante la obsesión. Esta técnica puede ser utilizada con pensamientos obsesivos, pero no con impulsos o imágenes. Capte una frase corta que resuma su obsesión. Durante un rato no preste atención a su significado. Siga repitiendo las palabras, pero hágalo incluyéndolas en una melodía simple. A primera vista, esta idea puede parecer una tontería. Aquí está usted, sufriendo síntomas terriblemente angustiantes, y nosotros le pedimos que canturree unos pocos compases. Esta acción responde a un propósito. El proceso de cantar sus obsesiones hace que le resulte difícil permanecer angustiado en forma simultánea. Siga cantando esta tonada durante unos pocos minutos. Una vez que sienta que está menos absorbido emocionalmente por esos pensamientos, libérese de la tonada y de las palabras. Vuelva su atención hacia otra cosa.

Cambie la situación. Si sus obsesiones incluyen una imagen angustiante, puede resultarle de utilidad modificar conscientemente ese retrato mental o sustituirlo por uno nuevo antes de liberarse de sus emociones. Por ejemplo, si imagina que su jefe le grita, sustituya esa imagen por una en la que usted y su jefe mantienen una conversación grata. Si se imagina muriendo de cáncer, véase a usted mismo a los 101 años, sonriendo, sentado en una mecedora en el porche de su casa, rodeado por su familia. Si se ha imaginado abofeteando a su hijo, represéntese mentalmente acariciando lenta y cariñosamente el cabello del niño.

O cierre los ojos e imagine que su preocupación adopta alguna forma física. Colóquela en una nube imaginaria delante de usted. Vea que la nube comienza a alejarse lentamente. Imagine que cuanto más se aleja la nube, más insignificante se vuelve la obsesión, y más relajado y sosegado se siente usted.

Asegúrese de que cuando ve estas nuevas imágenes, también comienza a transformar sus sentimientos angustiantes en otros que resultan placenteros. Escoja imágenes que le hagan sentirse a gusto, tranquilo, relajado, con buena disposición de ánimo, a fin de que puedan sustituir su ansiedad e inquietud.

Otro enfoque provechoso es repetir la imagen obsesiva, pero cambiando los componentes distorsionadores, alarmantes, de una manera semejante a lo que sucede en los dibujos animados. Por ejemplo, si se siente intimidado por las críticas de su jefe, véalo como si la altura de su superior jerárquico fuese de sesenta centímetros y véase a usted mismo junto a él con su estatura normal. Cuando su jefe intenta gritarle, vea burbujas saliendo de su boca en vez de palabras.

De este mismo modo, si tiene imágenes aterradoras y repetitivas de apuñalar a alguien con un cuchillo o con unas tijeras, puede repetir esas imágenes inmediatamente después de que aparezcan. Si en su imagen utilizó un cuchillo, transfórmelo en un cuchillo de espuma de caucho de un metro de largo. Si se trataba de un par de tijeras, conviértalas en unas tijeras de masilla y véalas colgar de su mano.

Puede tardar un rato antes de poder aplicar con éxito este método para desalojar sus obsesiones. Algunas obsesiones se sienten con tanta fuerza, que no podrá liberarse de ellas de inmediato. No obstante, siga practicando este enfoque como un modo de obtener alguna perspectiva respecto de sus preocupaciones irracionales.

Liberarse de preocupaciones y tensiones

Las preocupaciones u obsesiones en general aparecen en forma ininterrumpida las veinticuatro horas del día, los siete días de la semana. Normalmente vienen y se van, dependiendo de las actividades cotidianas del individuo que las padece. Tal vez, una intensa discusión de negocios, la demanda de atención por parte de sus hijos o el agotamiento que conduce al sueño limiten el tiempo que dedica a obsesionarse. Sin embargo, el objetivo es que usted tenga mayor dominio sobre cómo y cuándo dejar de obsesionarse.

Cada una de las dos opciones, posponer o cambiar sus obsesiones, ayudarán a obtener una sensación de dominio sobre sus pensamientos. Ambas le dan la oportunidad de controlar ciertos aspectos de sus obsesiones en vez de ser dominado por ellas. Ambas lo preparan para la etapa siguiente, que es *detener sus preocupaciones y volver a sus actividades cotidianas.* Si vuelve a mirar el diagrama de la página 91, verá cómo los diversos pasos forman una unidad. Una vez que usted advierte que está preocupándose, deténgase un momento y decida que está bien tener los pensamientos obsesivos. Luego seleccione un procedimiento para modificar la obsesión: posponerla, cambiar el modo en que se obsesiona, o ambos. La práctica de aceptar sus obsesiones y cambiarlas puede requerir algunas semanas antes de lograr liberarse de todas ellas. En este punto, usted escoge conscientemente dejar de obsesionarse. Puesto que la mayoría de la gente llega a sentirse físicamente tensa y ansiosa cuando trata de detener esos pensamientos, ahora usted también practica la manera de liberarse de esas tensiones. Primero decide detener los pensamientos o imágenes molestos. Luego, refuerza su decisión con autoinstrucciones positivas. Apóyese mentalmente diciendo cosas tales como: «Ahora no es momento para pensar en ello. Puedo pensar en ello más tarde». Para reducir su ansiedad, practique algunas técnicas breves de relajación, tales como las que se describen en las páginas 100-102. Luego lleve su atención hacia alguna actividad nueva. Entable una conversación con alguien, vuelva a su trabajo, o entréguese a algo que pueda mantenerlo mentalmente ocupado. Vaya de compras; dé dos vueltas alrededor de su barrio; escriba una carta minuciosa a un amigo. No provoque un hueco en sus actividades; eso no haría más que dar oportunidad a la preocupación para volver a entrar furtivamente en sus pensamientos.

LIBERARSE DE PREOCUPACIONES Y TENSIONES

1. Decida detener los pensamientos o imágenes intempestivos.
2. Refuerce su decisión con autoinstrucciones positivas.
3. Practique algunas técnicas breves de relajación para reducir la ansiedad.
4. Desplace su atención hacia una actividad nueva.

A veces resulta difícil desplazar la atención hacia un tema nuevo. Después de todo, la mayoría de las preocupaciones persisten precisamente debido al carácter tan apremiante de su contenido. ¿Alguna vez intentó centrarse en leer un libro o una revista como un modo de distraerse de sus pensamientos inquietantes? ¿Recuerda algunas veces en que han transcurrido cinco minutos y usted sigue leyendo el mismo párrafo? Vamos a analizar más detenidamente los dos modos en que puede aumentar sus posibilidades de éxito en este punto: reforzando activamente su decisión de dejar de obsesionarse y reduciendo sus tensiones físicas.

1. CÓMO UTILIZAR LAS AUTOINSTRUCCIONES POSITIVAS. Hemos sugerido que el primer paso para ayudarse consiste en aceptar el he-

cho de que usted está obsesionándose. Al hacer esto, no se resiste ansiosamente a sus pensamientos y, así, deja de sentir sobre usted esa influencia. Desde esta posición de aceptación, procede a posponer sus obsesiones, o bien se aplica a cambiarlas de algún modo, lo cual reduce además la fuerza de la preocupación. En este punto, usted ha llegado a estar menos preocupado por esos pensamientos, que resultan menos absorbentes emocionalmente. Ahora se encuentra dispuesto a decirles adiós. Hágalo teniendo presente su decisión: estos pensamientos son exagerados, y centrarse en ellos no es provechoso. Toda vez que sienta que vuelve a caer en pensamientos inquietantes, piense en una autoinstrucción que respalde su compromiso. Vocalice literalmente esa autoinstrucción, y ayúdese a *creer* sus propias palabras. No recite mentalmente frases que no considera que puedan ser verdad.

A continuación se incluye una lista de autoinstrucciones positivas. Puede escoger entre ellas o utilizarlas como guía para generar sus propias palabras de apoyo.

AUTOINSTRUCCIONES SUSTENTADORAS
PARA AYUDAR A PONER FIN A LAS OBSESIONES

- Ese pensamiento no resulta útil en este preciso momento.
- Ahora no es momento para pensar en ello. Puedo pensar en ello más tarde.
- Esto es irracional. Voy a liberarme de esa idea.
- No me debatiría con un pensamiento irracional.
- Ésta *no* es una emergencia. Puedo ir más despacio y pensar con serenidad en lo que necesito.
- Esto parece alarmante y urgente, pero realmente no lo es.
- No tengo que ser perfecto para estar bien.
- No tengo que resolver esta cuestión. Lo mejor que puedo hacer es abandonarla.
- Está bien cometer errores.
- Por mis experiencias del pasado, ya sé que estos miedos son irracionales.
- Tengo que asumir riesgos con el objeto de ser libre. Estoy dispuesto a asumir este riesgo.
- Está bien que haya tenido ese pensamiento/imagen, *y* no significa *nada*. No tengo que prestarle atención.
- En este momento estoy dispuesto a seguir avanzando.
- Puedo soportar la idea de estar equivocado.

- No merezco sufrir de este modo. Merezco sentirme tranquilo.
- Ésa no es mi responsabilidad.
- Ése no es mi problema.
- He hecho todo lo que puedo.
- Es bueno poner en práctica técnicas para liberarme de esta preocupación. Quiero practicar esas técnicas.

Antes de poner en práctica algunas de estas opciones, asegúrese de que realmente está decidido a desembarazarse de las preocupaciones específicas que está soportando. Tome esta decisión en un momento en que no esté sufriendo sus obsesiones, cuando se sienta relativamente sosegado y puede obtener cierta perspectiva. Si espera a hallarse en medio de una obsesión intensa, naturalmente se mostrará confuso e inseguro acerca de qué hacer. El contenido de la obsesión lo arrastrará hacia su espiral de ansiedad y angustia. En ese momento no desea ocuparse de tomar una decisión, planteándose este interrogante, por ejemplo: «¿Necesito preocuparme por esto o no?». En tal circunstancia, con toda probabilidad usted permanecerá indeciso. Y su incertidumbre dará lugar a un debate interno que intensificará su ardid, por ejemplo: «Tengo que detener estos pensamientos. Pero ¿qué pasa si son ciertos?». Es como si sus enunciados de resistencia diesen a sus miedos mayor oportunidad para crecer.

Por consiguiente, decida por anticipado no analizar sus elecciones en medio de una obsesión. Asegúrese de que ésta es una decisión *firme*. Luego escoja una respuesta *automática* que refleje su posición. Por ejemplo, podría decidir que la próxima vez que advierta que ha comenzado a preocuparse tomará nota, palabra por palabra, de todo pensamiento que irrumpa en su mente hasta comenzar a repetir sus enunciados. Entonces se dirá a sí mismo: «Yo sé que estas preocupaciones son irracionales. Ahora estoy dispuesto a seguir avanzando».

2. Liberarse de las tensiones. Incluso después de decidir detener su pensamiento inquietante y ser capaz de desplazar su atención hacia alguna actividad nueva, probablemente notará que sigue tenso físicamente. Puede sentirse más tranquilo y controlado si también se libera de algunas de estas tensiones. En otras ocasiones puede sentirse tan tenso y ansioso que no logra concentrarse en ningún procedimiento de autoayuda. Necesita un modo para relajarse lo suficiente como para ocuparse de usted mismo.

A continuación se indican un par de técnicas simples de respiración que estimulan la relajación física. Al principio, practíquelas de diez a quince veces al día durante varias semanas. Utilícelas en los momentos de transición, tales como después de dejar de hablar por teléfono, o mientras espera en el coche ante un semáforo, o cuando ha terminado con una tarea en el trabajo y se dispone a comenzar otra. Por supuesto, estas técnicas son especialmente útiles para ayudarle a liberarse de la tensión y llegar a sentirse sereno. Cuando necesite una estrategia para ayudarle a librarse de una preocupación, puede utilizar estas técnicas.

La primera técnica, llamada Respiración Tranquilizadora, requiere aproximadamente veinte segundos. Puede ser utilizada cuando busque una manera rápida y fácil de comenzar a relajarse. Si normalmente los latidos de su corazón se aceleran cuando se siente ansioso, éste es un modo simple para ayudarle a disminuir su ritmo cardíaco. La tensión tiende a asentarse en los músculos, por lo que antes de hacer esta respiración, quizá desee sacudir manos y brazos, e incluso las piernas, durante unos pocos segundos. Cuando practique esto, imagine que está sacudiéndose para liberarse de todos esos pensamientos inquietantes y, además, aflojar la tensión de sus músculos.

RESPIRACIÓN TRANQUILIZADORA

1. Aspire por la nariz, en forma lenta y prolongada, llenando primero la zona inferior de los pulmones, y luego la zona superior.
2. Contenga la respiración hasta contar tres.
3. Espire *lentamente* por la boca frunciendo los labios mientras relaja los músculos de la cara, las mandíbulas, los hombros y el estómago.

La segunda técnica breve de respiración recibe el nombre de Cuenta Tranquilizadora. Requiere un poco más de un minuto y ofrece dos ventajas adicionales. Primero, le brinda una oportunidad más prolongada de tranquilizar su mente y su cuerpo. Segundo, es un método para interrumpir los pensamientos repetitivos e infructuosos. Si decide utilizar la Cuenta Tranquilizadora, deje de lado cualquier otro pensamiento y aplique toda su atención a esta práctica.

CUENTA TRANQUILIZADORA

1. Aspire por la nariz, de manera profunda y prolongada, y espire *lentamente* mientras pronuncia en silencio la palabra *relax*.
2. Cierre los ojos e imagine que su cuerpo comienza a relajarse.
3. Efectúe diez respiraciones suaves y naturales. Con cada espiración, cuente al revés comenzando por el *diez*. Mientras está respirando cómodamente, observe cualquier tensión que pueda producirse, tal vez en sus mandíbulas, frente o estómago. Imagine que estas tensiones se aflojan.
4. Cuando llegue a *uno*, vuelva a abrir los ojos.

Practique esto una vez, comenzando con una buena respiración profunda, espirando lentamente, y continuando con las diez respiraciones suaves.

Cuando abra los ojos y antes de volver a entrar en actividad, tómese un momento para explorar su cuerpo mentalmente. ¿Qué observa? ¿Ha cambiado algo? Si siente pesadez, liviandad, un hormigueo agradable, o la sensación de que algunos de sus músculos han sido capaces de «relajarse», si nota que su respiración es más sosegada, ello quiere decir que está aprendiendo directamente cómo es sentirse relajado.

¿Le ha costado seguir con atención la cuenta de los números o llegó a distraerse con otros pensamientos? Cuanto más pueda centrarse pasivamente en la cuenta, más relajados llegarán a estar su cuerpo y su mente. No obstante, cuanto más «trabaje» para tratar de centrarse, más dura resultará esta tarea. Su trabajo *no* es centrarse deliberadamente en cómo está cambiando su respiración, ni juzgar lo bien o mal que ejecuta esta tarea. Simplemente se trata de permitir que cada espiración sea una señal en su mente para el próximo número: inspirar... espirar... diez... inspirar... espirar... nueve... y así sucesivamente. Cuando irrumpa en su mente algún pensamiento o imagen inquietante, deséchelo con suavidad y vuelva a la cuenta.

Antes de seguir avanzando, pruebe la Cuenta Tranquilizadora una vez más, en esta ocasión haciendo veinte respiraciones y contando cada espiración, de veinte a uno. Una vez más, observe lo que siente al terminar.

Si usted se halla en medio de una preocupación atormentadora, la Cuenta Tranquilizadora también servirá como una técnica de posposición, según dijimos en párrafos precedentes de este capítulo. En esencia, usted dice a sus preocupaciones: «Volveré a prestarles atención dentro de sesenta segundos. Primero voy a tomarme tiempo para tranquilizarme». Luego dedique el *cien por cien de su atención* durante un minuto a la Cuenta Tranquilizadora. Si puede desconectarse de sus preocupaciones y reducir también su tensión física durante sesenta segundos, entonces tendrá mayor oportunidad de obtener alguna perspectiva sobre sus pensamientos irracionales o exagerados. También puede estar dispuesto a emplear algunas de las autoinstrucciones sustentadoras que hemos mencionado, tales como: Ésta *no* es una emergencia. Puedo ir más despacio y pensar con claridad acerca de lo que necesito».

Estas dos técnicas, Respiración Tranquilizadora y Cuenta Tranquilizadora, son simples y directas. Sin embargo, su capacidad para relajar su cuerpo tenso en un período de tiempo breve puede requerir alguna práctica, especialmente porque usted quiere utilizarla en momentos de mucha tensión. Para aprender más acerca del desarrollo de estas habilidades, se recomienda consultar el libro de autoayuda del doctor Reid Wilson *Don't Panic: Taking Control of Anxiety Attacks*.

Creación de una práctica estructurada

Hasta aquí hemos descrito los modos en que usted puede responder durante los períodos de preocupación agobiante. Pasemos a considerar otras técnicas que puede practicar cuando *no* está preocupado. Estas cuatro clases de práctica estructurada pueden ayudarle a obtener dominio sobre sus obsesiones. Léalas detenidamente, decida cuál podría resultarle útil y póngala a prueba.

PRÁCTICA 1: RESERVE UN TIEMPO DIARIO PARA PREOCUPARSE. Si está perturbado por una obsesión que tiende a ocupar su mente durante el día, designe un «tiempo específico de preocupación» diariamente. Éste es otro truco mental que, como la aceptación de su preocupación, resulta paradójico. En lugar de ofrecer resistencia a sus obsesiones, usted escogerá períodos durante el día que dedicará *intencionalmente* a obsesionarse.

Reserve dos períodos específicos de diez a quince minutos cada día como su tiempo de preocupación establecido. Considere a este tiempo como un período especial de contemplación. Mientras dure ese tiempo, no debería sufrir interrupciones, ni distraerse con ninguna tarea. Durante este tiempo céntrese únicamente en sus preocupaciones pensando en cómo son o podrían llegar a ser las cosas malas.

Es esencial que no tenga en cuenta *en absoluto* el aspecto favorable. Quédese en lo malo y no trate de detener sus pensamientos. Pase todo el tiempo pensando en lo negativo. Repita la misma preocupación durante la totalidad de los diez a quince minutos. No cometa el error de decir: «Oh, bueno, hoy no tuve muchos pensamientos inquietantes. Esta vez pasaré por alto esta práctica». Concéntrese en llegar a sentirse sumamente angustiado mientras se centra en sus obsesiones. Continúe esta práctica durante una semana como mínimo, aun cuando la obsesión específica ya no lo moleste.

TIEMPO DIARIO PARA PREOCUPARSE

1. Reserve dos períodos de preocupación por día, de diez a quince minutos cada uno.
2. Pase todo ese tiempo preocupándose.
3. No piense en ninguna alternativa positiva.
4. No intente convencerse de que sus preocupaciones son irracionales.
5. Si es necesario, repita las mismas preocupaciones una y otra vez hasta que se agote el tiempo.
6. Trate de llegar a sentirse tan angustiado como le sea posible mientras se dedica a preocuparse.

Las personas que han empleado esta técnica se sorprendieron de lo difícil que resulta llenar un período de quince minutos con preocupaciones. Esto se debe a que, cuando usted se obsesiona, lucha por pensar positivamente o detener las preocupaciones. Cuando deja de luchar y voluntariamente escoge preocuparse, las obsesiones que habitualmente se inmiscuyen en su mente durante el día no pueden sostenerse en sí mismas ni siquiera un cuarto de hora. Una vez más, es difícil mantener una obsesión a menos que simultáneamente se resista a ella. Por consiguiente, si usted también se ha quedado sin preocupaciones, ¡eso es una buena señal! Pero continúe durante todo el tiempo establecido, aun cuando tenga que repetir los mismos pensamientos inquietantes.

El tiempo de preocupación cotidiana también le ayudará a emplear la técnica de posposición con mayor eficacia. Será más probable que detenga los pensamientos obsesivos y los reserve para el tiempo establecido. Así es como actúan en forma conjunta. Cuando usted utiliza su tiempo de preocupación diariamente, se quedará sin preocupaciones durante ese período y se esforzará por reexaminar los mismos pensamientos una y otra vez. Durante otros momentos del día será más probable que se entregue a obsesionarse. Tenderá a recordar lo difícil que era obsesionarse durante el período de preocupación y gradualmente desarrollará la perspectiva necesaria para decir: «Ese pensamiento esperarará hasta dentro de cinco-quince minutos. Entonces tendré mucho tiempo para dedicarle». La combinación de la técnica de posposición con un par de momentos de preocupación diariamente aumentará su sensación de dominio de sus obsesiones.

PRÁCTICA 2: ESCUCHAR UNA CINTA MAGNETOFÓNICA DE SUS OBSESIONES. Si sus pensamientos obsesivos toman la forma de una palabra, de un grupo de palabras, de una frase, o de un bloque de frases que es repetido una y otra vez, usted podría beneficiarse del uso de una cinta magnetofónica de corta duración. La duración de estas cintas magnetofónicas varía de diez segundos a tres minutos y suelen ser las que se utilizan para grabar mensajes en un contestador telefónico automático. Cuando se pone en funcionamiento la cinta magnetofónica, repetirá el mismo mensaje continuamente.

Para practicar esta técnica, escriba palabra por palabra la frase o relato exactamente como aparece espontáneamente en su mente. Luego grábela en una cinta de duración adecuada. Escuche la grabación durante cuarenta y cinco minutos o más cada día. Mientras escucha la grabación, trate de llegar a sentirse tan angustiado como le sea posible. Utilice la grabación diariamente hasta que el contenido del mensaje deje de angustiarle. Si al cabo de cuarenta y cinco minutos su ansiedad todavía no ha desaparecido, siga escuchando hasta que su angustia haya disminuído por lo menos un 50% en relación con su nivel máximo. Incluso si su inquietud disminuye al cabo de unos pocos días, continúe con esta práctica durante al menos una semana.

PRÁCTICA DE REGISTRO MAGNETOFÓNICO DE OBSESIONES
BREVES

1. Anote las palabras, frases u oraciones de pensamientos obsesivos exactamente como aparecen espontáneamente en su mente.

2. En función del tiempo requerido para expresar el mensaje completo, regístrelo en una cinta de diez segundos a tres minutos.
3. Escuche la grabación diariamente durante cuarenta y cinco minutos o más, intentando llegar a sentirse tan angustiado por el mensaje como le sea posible.
4. Continúe con esta práctica cada día hasta que la angustia haya disminuido significativamente.

Esta técnica actúa de acuerdo con el principio llamado habituación, que trataremos en detalle en el capítulo 7. Ello simplemente significa que cuando uno se confronta con la misma situación o pensamiento angustiante en forma repetida durante un período de tiempo prolongado, la angustia disminuye. El tiempo requerido para la habituación puede variar muchísimo dependiendo de la intensidad de la angustia. Una angustia fuerte requiere más tiempo para habituarse. Por consiguiente, le pedimos que preste atención a cuán angustiado se siente y siga escuchando la grabación hasta que advierta que su angustia disminuye significativamente.

Si no observa una mejoría importante al cabo de una semana, entonces puede querer reconsiderar el modo en el cual está aplicando esta técnica. Por ejemplo, cuando pone la cinta ¿la escucha realmente, o piensa en otras cosas? Para que la grabación funcione tiene que sumergirse por completo en el mensaje grabado.

Si descubre que su mente está vagando, vuelva a escucharla. Es importante que continúe prestando atención al mensaje. Del mismo modo que usted no esperaría sacar provecho de una conferencia a la que asiste en un estado de «dormir despierto», tampoco puede aprender modos nuevos para relacionarse con sus obsesiones si se pierde en pensamientos irrelevantes mientras escucha la cinta grabada.

Durante dos años, Dale, una mujer de veintitrés años, estuvo consumida por el miedo a ser lesbiana. Aun cuando ella no experimentaba ningún deseo homosexual y no se sentía atraída por el estilo de vida gay, le preocupaba la idea de poder ser lesbiana. Como ocurre con todos los obsesivos, Dale detestaba obsesionarse, si bien no tenía ningún control sobre sus pensamientos. Como lo expresa Dale con sus propias palabras: «Mi vida solía ser un infierno. Estaba constantemente obsesionada. Temía ser gay. Daba vueltas a los interrogantes una y otra vez en mi mente. ¿Era yo una gay? ¿Me sentía atraída por mi sexo o por el sexo opuesto?, etcétera, etcétera. Decir: "Sí, soy una gay", no era una alternativa.

Ello suponía el pánico. Por consiguiente, continuaba formulándome los mismos interrogantes y si ellos me conducían a la respuesta: "Sí", sufría un ataque de pánico».

La primera práctica de autoayuda de Dale fue escuchar una cinta magnetofónica de treinta segundos en la cual grabó sus pensamientos e interrogantes obsesivos fundamentales: «¿Soy una gay? ¿Cuál es mi reacción ante las mujeres? ¿Qué pasa si me siento atraída por las mujeres? ¿Cuál es mi reacción ante los hombres? ¿Me atraen? Si no me atraen, entonces soy una gay. Si pienso tanto acerca de la posibilidad de ser gay, debo serlo».

Dale escuchó la grabación hasta una hora por día durante cinco días seguidos. En la práctica del primer día se sintió muy ansiosa la mayor parte del tiempo. Durante la práctica del segundo día experimentó bastante tristeza, sin comprender por qué. Durante los tres días siguientes, Dale no pudo evocar la angustia mientras escuchaba la cinta y tuvo que esforzarse para centrar su atención en ella. El quinto día de práctica le brindó perspectiva acerca del carácter irracional de sus obsesiones. Entonces pudo liberarse de ellas cuando se le aparecían espontáneamente durante el día. Gradualmente llegó a creer que el contenido de sus obsesiones carecía de sentido, aun cuando fuese inquietante. Con el tiempo, la frecuencia de estas obsesiones disminuyó, apareciendo sólo en los momentos en que estaba excesivamente cansada o mentalmente estresada.

PRÁCTICA 3: ESCUCHAR UNA GRABACIÓN DE SUS OBSESIONES PROLONGADAS. ¿Recuerda que Joel, en el capítulo 2, temía que sus impulsos de matar a su hijita realmente lo condujesen a hacerlo? Estos pensamientos impulsivos le sobrecogían de terror y luchaba por alejarlos de su mente. Como sabe ahora, combatir los pensamientos obsesivos siempre aumenta, más que disminuye, la frecuencia e intensidad de éstos.

El deseo de Joel de combatir sus pensamientos aterradores y vergonzantes era natural, más aún debido a que él creía que luchando contra el impulso de matar a su hija evitaría llegar a hacerlo. Joel pensaba que abandonar la lucha aumentaría la probabilidad de que matase a su hija. No obstante, estaba dispuesto a tratar de librarse de su lucha con ese pensamiento a fin de ayudarse a dominar su obsesión. Por consiguiente, practicó imaginarse una y otra vez que estaba matando a su hija. Escribió relatos acerca de cómo la mataría y los grabó en una cinta magnetofónica, que luego escuchaba durante largos períodos de tiempo.

Es de imaginar lo doloroso que debe haber sido para Joel escuchar la grabación durante los primeros días, pero él estaba dispuesto a persistir con la esperanza de que esta práctica le ayudase. Para realizar la grabación, Joel efectuó descripciones detalladas del siguiente argumento: Él está a punto de estrangular a su hija. La niña implora: «No, papaíto. No, papaíto». Su esposa le suplica que se detenga, y sin embargo él continúa porque el impulso es más fuerte que él. Finalmente él mata a la niña y también a su esposa, siendo enviado a la cárcel.

Al principio, Joel no pudo generar estos relatos sin estallar en lágrimas y sólo fue capaz de mantener la imagen durante un tiempo breve. Empero, gradualmente pudo reflexionar sobre los relatos y escuchar su voz recogida en la cinta con relativa calma. Fue sólo entonces cuando comenzó a liberarse de la obsesión, permitiendo a los impulsos que entrasen en su conciencia espontáneamente sin combatirlos constantemente.

Obsesiones como la de Joel se tratan mejor con escuchas prolongadas de una grabación del relato. El proceso es el siguiente. Anote en detalle el relato del acontecimiento temido, de modo que ocupe cuatro o cinco páginas. Para generar el texto de la narración, imagine que se halla en medio de una obsesión espontánea. No describa cómo se obsesiona, diciendo por ejemplo: «Cuando me tiendo en la cama comienzo a pensar en cómo me mataré, o no». En vez de ello, escriba una descripción momento-por-momento en tiempo presente empleando las palabras y las imágenes exactas que aparecen en su mente. Describa todo lo que ve, hace, piensa, oye y siente. No escriba su análisis de la experiencia. Simplemente descríbala como si estuviese viviéndola en ese preciso instante.

Por ejemplo, si usted se obsesiona con la idea de que su jefe lo despide, describa la escena. ¿Cómo viste el jefe en el momento en que lo despide? ¿En qué estancia se desarrolla la escena? ¿Cómo viste usted? ¿Qué día y hora es? ¿Hace un buen día o es un día melancólico? ¿Dónde está sentado usted y dónde está sentado su jefe? ¿Como se siente? ¿Está ansioso? Si es así, ¿cómo advierte su sensación? ¿Está transpirando? ¿Siente la boca seca? ¿Tiene nudos en el estómago? Todos estos detalles deberían incluirse en la cinta grabada. Lo más importante son sus reacciones durante el suceso. Preste atención a sus reacciones corporales cuando imagine el acontecimiento preocupante. Trate de escribir lo bastante como para producir relatos que duren de veinte a cuarenta y cinco minutos.

Lea su relato en voz alta varias veces para volver a oír el tono y el ritmo. La finalidad de la grabación es provocar en usted las mismas emociones que tenía normalmente mientras se obsesionaba. Pruebe a leer su guión de un modo que le ayude a experimentar estas emociones lo más intensamente posible. Luego grabe el relato en una cinta de duración apropiada. Escuche cada día repetidamente la grabación durante cuarenta y cinco minutos, y más tiempo si es necesario. Mientras escucha la cinta, imagine que la historia está sucediendo realmente, y permítase sentir la angustia evocada. Cuanto más en contacto esté con sus sentimientos mientras escucha, más beneficios obtendrá de su práctica.

Un proceso especial tiene lugar cuando usted escucha su propia voz describiendo sus obsesiones en una cinta. De repente, en vez de proceder del interior de su cabeza, sus obsesiones proceden de lejos, como si algún otro estuviese sufriéndolas. Empero, al mismo tiempo usted sabe que es su propia voz la que habla, describiendo sus propias obsesiones. Por lo tanto, es como si la experiencia le perteneciese en un nivel y no le perteneciese en otro. En consecuencia, el registro magnetofónico de la obsesión le ofrece una perspectiva nueva de su problema. Este proceso de distanciamiento le ayudará a romper el conjuro.

Continúe la práctica diaria con una preocupación u obsesión hasta que deje de provocarle angustia indebida. Si practica en forma correcta, debería notar cambios en su angustia al cabo de cinco a siete días. Luego realice nuevas grabaciones de otras preocupaciones u obsesiones que lo importunen, y vuelva a seguir el mismo proceso.

Como con la grabación de diez segundos a tres minutos, su avance será más lento si permite a su mente vagar mientras escucha. Si no advierte mejorías, asegúrese de hacer todo lo que pueda para responder al relato grabado tan intensamente como lo haría ante una obsesión real.

A veces puede haber tenido dificultad al tratar de identificar las razones exactas por las cuales está tan ansioso o angustiado. Un ejemplo es Jennifer, una mujer que buscó tratamiento para su obsesión respecto de una enfermedad terminal. Jennifer estaba constantemente preocupada con este pensamiento. Telefoneaba a los médicos repetidamente y acosaba a su marido, estudiante de medicina, con preguntas destinadas a aliviar su angustia. Buscar tranquilidad, como cualquier otro ritual, suministra un alivio temporal, pero las preocupaciones y obsesiones regresan más tarde o más temprano.

Inicialmente, Jennifer presentó su problema como el miedo a morir de rabia y, de acuerdo con su programa de tratamiento, incluyó un registro magnetofónico prolongado que describía cómo caía enferma y finalmente moría. Jennifer llegó a sentirse un poco ansiosa en determinados puntos durante la práctica, pero no tanto como podría esperarse, dada su extrema angustia cuando los pensamientos sobre la rabia se producían espontáneamente. Tampoco Jennifer llegó a sentir menos miedo de los perros. Después de ocho días de práctica con la grabación, la mujer no experimentó ninguna mejoría. Desconcertado ante su falta de progreso, el terapeuta decidió reexaminar el problema. Entonces resultó evidente que era la duda acerca de si tenía la rabia, más que la idea de morir en sí misma, lo que provocaba la angustia de Jennifer. Saber que se estaba muriendo le resultaba menos perturbador que permanecer en la oscuridad de la duda.

Con este discernimiento, se preparó una nueva grabación que se centró en la incertidumbre de Jennifer. Al escuchar esa cinta, la mujer llegó a sentirse sumamente ansiosa. Después de cuatro prácticas comenzó a acostumbrarse al mensaje, y su ansiedad disminuyó. Al cabo de ocho prácticas, la obsesión perdió su fuerza y fue vencida.

PRÁCTICA DE REGISTRO MAGNETOFÓNICO DE UNA OBSESIÓN PROLONGADA

1. Escriba un relato detallado del acontecimiento temido del modo siguiente:
   A. Imagine que se halla en medio de una obsesión espontánea.
   B. Escriba una descripción, momento a momento, de las palabras y escenas exactas que aparecen en su mente.
   C. Dé la mayor cantidad posible de detalles sobre el escenario, su acción, las respuestas de los demás y, especialmente, de sus emociones.
2. Lea su relato en voz alta varias veces para volver a oír el tono y el ritmo que mejor reflejan sus emociones dentro de la narración.
3. Grabe su relato en una cinta magnetofónica.
4. Cada día escuche repetidamente la grabación durante cuarenta y cinco minutos o más. Intente llegar a sentirse tan angustiado por el relato como le sea posible.

5. Continúe esta práctica diariamente hasta que ya no sienta una aflicción desmedida.
6. Repita este proceso para cada obsesión adicional.

PRÁCTICA 4: AFRONTE DIRECTAMENTE LAS SITUACIONES QUE EVITA. Las tres técnicas prácticas estructuradas que hemos presentado hasta ahora se basan en un principio sencillo: *Para superar un miedo, usted debe abordar ese miedo.* Le hemos pedido que haga frente a sus obsesiones directamente, ya sea utilizando un tiempo establecido para preocuparse, escuchando una cinta magnetofónica de pocos segundos a tres minutos, o una grabación más extensa de su obsesión. La práctica 4 aplica este mismo principio a situaciones reales que usted típicamente evita a causa de sus obsesiones. Afrontar estas situaciones directamente durante un período prolongado de tiempo será el único modo de superar todos sus miedos. Si evita las situaciones con el objeto de sentirse más seguro, entonces necesitará practicar esta opción.

Joel, por ejemplo, se protegía a sí mismo de matar a su hija evitando permanecer solo con ella. Temía tener una pérdida momentánea de control, durante la cual podría cometer ese acto horrible. Por lo tanto, su programa incluía el estar solo con su hija. Cuando llegó a sentirse menos ansioso mientras escuchaba sus grabaciones, comenzó a pasar períodos de tiempo más prolongados solo con su hija. Cuanto más tiempo permanecía solo con la niña, más llegó a darse cuenta de que su temor a actuar obedeciendo a sus impulsos era irreal. Durante las primeras prácticas Joel no informó de ningún progreso. En cambio, tenía el pensamiento: «No la he matado porque aún no me he vuelto loco. Pero ¿qué pasará si enloquezco mañana?». Con cada práctica adicional, Joel aprendió que: «El día de mañana ha llegado y yo sigo aquí, controlado, en compañía de mi hija». Con cada día que pasaba, llegó a convencerse en forma creciente de que no era simplemente la suerte o la casualidad lo que le impedía matar a su hija.

Busque *toda oportunidad que pueda* para hacer frente a situaciones que le provoquen inquietud. ¿Qué actividades evita con el objeto de resguardar su seguridad o la de los demás? ¿Cuándo vacila en actuar, por temor a cometer un error? ¿Qué acontecimiento o lugares evita a fin de no comenzar a tener pensamientos angustiantes? Hay momentos en los que usted necesita estar alerta, pues ellos le dan la oportunidad de practicar el hacer frente a sus miedos. Si usted es un «lavador», avance y toque esos pomos de puertas o use esas ropas después de que hayan sido «contaminadas». Si es un «verificador», eche el cerrojo a las puertas de su casa sin que nadie más las verifique. Si es un «repetidor», muéstrese dispuesto a hacer cosas del modo «incorrecto». Los «ordenadores» pueden permitir que otra persona ordene su casa, y los «acumuladores» pueden permitir que otros reordenen sus «colecciones» o tiren sus cosas.

A menudo, cuando usted se halle en situaciones angustiantes su respuesta inicial será vacilar; sentirá incertidumbre acerca de si puede llevar a cabo la tarea. En tales momentos tenga presente sus objetivos a largo plazo. Usted no sólo busca desembarazarse de sus obsesiones; existen tareas que quiere realizar, placeres que desea disfrutar, relaciones que aspira a mantener. Céntrese en estos objetivos *positivos*. Sus obsesiones son un obstáculo que impiden un futuro significativo y satisfactorio. No luche *contra* sus síntomas, luche *por* sus objetivos vitales. Afrontar las situaciones que ha estado evitando es un paso hacia un futuro nuevo.

Recuerde que cuando usted afronte por primera vez situaciones angustiantes probablemente se sentirá ansioso. Utilice procedimientos que tratamos en este capítulo para reducir la tensión. Efectúe una Respiración Tranquilizadora o practique la Cuenta Tranquilizadora (página 101), y tenga presente que la ansiedad disminuye con el tiempo. Recuerde, no tiene que estar solo en su lucha. Llame a un amigo o a un familiar y háblele de lo que está tratando de conseguir. Busque la comprensión y el apoyo de esa persona.

Una vez que ha puesto en práctica el abordar a una de sus situaciones temidas, no espere tranquilamente que sus preocupaciones vuelvan a comenzar. ¡Manténgase ocupado! Mantenga su atención apartada de sus obsesiones estando activo. Salga a dar una larga caminata, haga ejercicio, vaya al cine, dedíquese a nuevos proyectos en el trabajo, o hable por teléfono con un amigo.

Cuando quiera cambiar sus pautas obsesivas, lo más importante y sencillo a recordar es que no debe luchar contra su obsesión. Si tiene dificultades para avanzar con estas técnicas, pregúntese: «¿Sigo *luchando* para librarme de mis obsesiones?». Si está haciéndolo, ¡deténgase! Ya sabe que combatir las obsesiones no da resultado; eso es lo que ha estado haciendo antes de tomar en sus manos este libro. El éxito de los procedimientos que hemos descrito aquí depende de su disposición para renunciar a la lucha. Cuando deje de luchar, comenzará a advertir una diferencia significativa. Usted realmente *puede* ejercer control sobre sus síntomas.

Algunas personas notarán resultados positivos inmediatos a partir de la aplicación de estos métodos. Otras avanzarán en forma progresiva durante varias semanas, reduciendo sus preocupaciones a la mitad, pasando luego otros dos o tres meses trabajando hasta preocuparse gradualmente menos y menos. Por lo tanto, no se desanime. Si obtiene un éxito moderado o elevado durante las primeras semanas, pero encuentra que sigue obsesionándose un poco, continúe practicando durante varias semanas más. Usted debería advertir mejorías con el tiempo, aun cuando ello no resulte evidente cada semana.

Si practica diariamente durante unas pocas semanas y no experimenta al menos un alivio moderado, busque la ayuda de un profesional de la salud mental que esté familiarizado con el tratamiento del TOC. Este especialista está en condiciones de asesorarlo para resolver problemas que pueden presentársele con la aplicación del programa de autoayuda, siendo capaz de adaptar estas técnicas a fin de que le sean de mayor utilidad.

6. Controlar las compulsiones

En el capítulo 1 hemos descrito el modo en que persisten los rituales debido a que suministran alivio temporal para la angustia obsesiva. A ciertas personas las obsesiones les provocan angustia continua y sólo mediante la ritualización pueden encontrar momentos de sosiego. Por consiguiente, los rituales llegan a ser muy poderosos. Con el tiempo, las compulsiones suelen volverse cada vez más rígidas, por lo que esos oasis de paz se pagan a un precio sumamente alto: en forma creciente, los rituales van ocupando más tiempo y terminan por dominar la vida de quien los ejecuta.

Por último, librarse de los síntomas obsesivo-compulsivos significa renunciar a los rituales. De momento proponemos que retrase momentáneamente el objetivo de desembarazarse por completo de las compulsiones, a fin de poder concentrar sus esfuerzos en modificaciones específicas y de menor significación. Con el propósito de prepararse para una resistencia fructífera, comience por fijarse objetivos a corto plazo y de alcance más limitado. En este apartado describiremos cuatro técnicas que puede utilizar para empezar a prepararse para renunciar a los rituales. La quinta técnica de autoayuda que presentaremos le ayudará a dejar de ritualizar por completo.

La primera de las cuatro prácticas de autoayuda que reducirán sus compulsiones puede ser aplicada mientras usted trabaja en librarse de sus obsesiones. Alternativamente, en primer lugar puede trabajar con sus obsesiones y luego comenzar a cambiar sus compulsiones.

Lea detenidamente las cuatro prácticas y decida cuál le gustaría probar. No existen reglas acerca de cuál debería intentar primero, o cuál funcionará mejor para ciertos rituales. No obstante, cuando escoja una técnica, concédale tiempo suficiente para que dé resultados. No deseche un método simplemente porque no se muestra útil en las primeras ocasiones en que lo aplica.

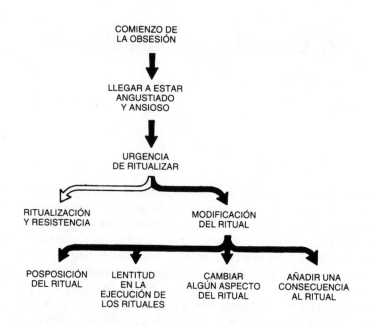

COMIENZO DE
LA OBSESIÓN

LLEGAR A ESTAR
ANGUSTIADO
Y ANSIOSO

URGENCIA
DE RITUALIZAR

RITUALIZACIÓN
Y RESISTENCIA

MODIFICACIÓN
DEL RITUAL

POSPOSICIÓN
DEL RITUAL

LENTITUD
EN LA
EJECUCIÓN DE
LOS RITUALES

CAMBIAR
ALGÚN ASPECTO
DEL RITUAL

AÑADIR UNA
CONSECUENCIA
AL RITUAL

OPCIONES DE AUTOAYUDA PARA LOS RITUALES

PRÁCTICA DE AUTOAYUDA 1: APLAZAR LA RITUALIZACIÓN HASTA UN MOMENTO ULTERIOR ESPECÍFICO. Ya hemos hablado acerca de cómo posponer sus obsesiones. Muchos de los mismos principios se aplican también a las compulsiones. Si usted tiene más de un ritual, seleccione el que considera más fácil de posponer. Entonces, la próxima vez que se sienta compelido a ritualizar, aplace el ritual durante un período determinado de tiempo. Éste es un truco mental que le ayudará a resistirse al ritual con éxito, porque ello requiere resistencia sólo por un período corto de tiempo. El criterio para establecer el tiempo de aplazamiento del ritual debe basarse en lo que usted piensa que puede lograr. A veces, esperar treinta segundos es todo lo que puede tolerar. Otras veces, es posible posponer durante medio día.

Esta práctica le ayudará de dos maneras. Primero, usted comenzará a tolerar períodos más largos de angustia en vez de reducir instantáneamente la inquietud a través de la ritualización. Segundo, el aplazamiento con éxito reforzará su sensación de control.

Como la ansiedad y la angustia, los impulsos a ritualizar disminuyen por su cuenta con el tiempo, en la medida en que usted no actúe sobre esos impulsos. Si logra posponer las acciones compulsivas durante varias horas, podría descubrir que ya no se siente compelido a entregarse a ellas cuando llega su momento de ritualizar. Mediante esta experiencia, comienza a creer que pueden existir otros modos además de la ritualización para reducir su angustia. Dejar que pase el tiempo y distraerse con otros pensamientos y sentimientos puede disminuir con éxito el impulso de ritualizar.

A medida que transcurre el tiempo y su impulso de ritualizar disminuye, obtendrá una sensación de perspectiva, y con esa perspectiva llega una mayor sensación de autocontrol. Si aplazó la ritualización de las 8 a las 10 de la mañana y sigue experimentando el impulso, puede volver a postergarla diciéndose: «Esperaré hasta el mediodía y veré qué hago entonces». Si puede continuar postergando, finalmente su impulso se desvanecerá. Si no puede volver a posponer, aplique una de las dos prácticas siguientes.

PRÁCTICA DE AUTOAYUDA 2: PIENSE Y ACTÚE A RITMO LENTO DURANTE EL RITUAL. Otro modo de cambiar su pauta ritual es disminuir deliberadamente la velocidad de pensamiento y movimientos físicos que se producen durante el ritual mismo. Esta práctica aporta dos ventajas importantes. Primero, cuando usted está angustiado, suele sentirse tenso, agobiado y apremiado. Al disminuir la velocidad de sus pensamientos y acciones, reduce la intensidad que acompaña a la ritualización. Sin esa intensidad, el ritual puede no ser tan apremiante y, por consiguiente, perderá algo de su fuerza.

El segundo componente significativo de disminuir la velocidad durante un ritual es que usted recordará más detalles de su acción. A menudo los obsesivo-compulsivos dudan de haber ritualizado lo suficiente. Se sienten seguros momentáneamente, pero segundos más tarde comienzan a dudar acerca de si han llevado a cabo los rituales de manera adecuada. Esto los conduce a ejecutar otra ronda de rituales. Cuando usted disminuye la velocidad física y mentalmente, puede recordar mejor los detalles de sus acciones. Puesto que esta técnica le brinda recuerdos más intensos de sus acciones, reducirá sus dudas.

Esta pauta de dudar y volver a verificar está ejemplificada por Scott, quien tenía dificultad para recordar dónde había colocado las cosas y, por lo tanto, continuamente tenía que comprobar si los objetos estaban en su emplazamiento adecuado. Un ejemplo era la colocación de dinero en su billetero. Scott abría su billetero y ponía un billete en una de sus divisiones. Pero no podía conformarse con eso. Tenía que apretar repetidamente el billete dentro de la división, y volver a sacarlo, para asegurarse de que había realizado la tarea. Cuando finalmente estaba satisfecho de la colocación del billete, intentaba cerrar el billetero pero no podía. Tenía que volver a abrir el billetero de inmediato y verificar nuevamente la colocación del billete, pensando: «¿Realmente está ahí?». Colocar dinero en su billetero fácilmente podía llegar a ser una experiencia penosa de una hora. Esta acción no era más que una de las muchas en las que Scott podía quedar atrapado. Para evitar quedar atrapado durante horas en cualquier acción determinada, Scott ejecutaba cada movimiento con mucha rapidez.

A continuación describiremos el modo en que Scott empleó con éxito esta práctica de movimientos lentos para superar su ritual del billetero. Varias veces al día practicaba meter dinero dentro de su billetero de la siguiente manera. Primero, abría la división del billetero lentamente y fijaba en ella su mirada con indiferencia, más que con ansiedad. Simultáneamente practicaba una larga Respiración Tranquilizadora y relajaba su cuerpo. Quince segundos más tarde metía lentamente el billete en la división de la cartera y lo sujetaba con sus dedos mientras continuaba mirándolo y respirando de una manera relajada. A continuación, con movimientos lentos, soltaba el billete, gradualmente cerraba la división y luego hacía lo propio con el billetero. Este proceso de movimientos lentos finalmente le permitió recuperar la mecánica normal de manipular dinero sin experimentar ansiedad.

La práctica de movimientos lentos puede utilizarse con muchos rituales de comportamiento. Es especialmente efectiva en los rituales de verificación, pues parece reducir las dudas del «verificador» acerca de sus acciones. Por ejemplo, si usted desea practicar una verificación de una puerta con movimientos, acérquese a la puerta lentamnete, concédase unos minutos para practicar una Respiración Tranquilizadora y finalmente examine la cerradura. Cuando su mano toque la cerradura, preste atención a la sensación que le provoca el contacto del metal con sus dedos. Si el cerrojo está echado, entonces hágalo girar muy despacio. Escuche el «clic» de la cerradura. Tan pronto como lo oiga, haga una pausa breve. Mantenga la mano sobre el pomo durante quince segundos más, mientras se pregunta: «¿Está trabada la puerta?». Cuando usted responda: «Sí», suelte el pomo y aléjese lentamente.

Cuando ponga en práctica este procedimiento de movimientos lentos, asegúrese de incorporar, o bien la Respiración Tranquilizadora, o bien la Cuenta Tranquilizadora, que fueron descritas en el capítulo 5. Intercalándolas varias veces durante el desarrollo del proceso, puede mantener su tensión física en un nivel mínimo. A su vez, esto favorecerá a su concentración y a su memoria.

PRÁCTICA DE AUTOAYUDA 3: CAMBIE ALGÚN ASPECTO DE SU RITUAL. Cuando escoge esta práctica, usted decide cambiar alguna de las diversas características que integran su pauta compulsiva. Para hacerlo, en primer lugar necesita analizar la manera específica en que ritualiza. Escoja un ritual y analice sus características de acuerdo con la lista siguiente. Coja lápiz y papel, y tome nota de todos los detalles específicos de lo que pueda pensar. Describa sus movimientos y pensamientos exactos, en el orden en que se suceden. ¿Cuándo ritualiza? ¿Cómo? ¿Dónde?

CARACTERÍSTICAS DE RITUALES

- Acciones específicas.
- Pensamientos específicos.
- El orden de la acción.
- El número de las repeticiones.
- Los objetos particulares utilizados.
- Posturas físicas.
- Emociones correspondientes.
- Lugares.
- Activación especial de pensamientos o acontecimientos.

Comience a modificar algunos elementos de sus rituales y practique estos cambios regularmente durante los días inmediatamente siguientes. Este proceso será el comienzo de poner bajo su control voluntario este comportamiento aparentemente involuntario, sin eliminar del todo el ritual, sino mediante la manipulación consciente del mismo. Aquí se indican algunos ejemplos:

Cambie el orden en el que ritualiza. Por ejemplo, si cuando se ducha comienza a enjabonarse los pies y avanza metódicamente por su cuerpo hasta llegar a la cabeza, invierta el orden empezando por la cabeza.

Cambie la frecuencia. Si el recuento es parte de su ritual, modifique los números y las repeticiones que necesita para completarlo. Si siempre realiza diez series de cuatro recuentos, haga doce series de tres recuentos. Si debe poner tres y sólo tres sobres de

117

azúcar en su taza de café, entonces ponga la mitad de dos sobres y arroje el resto.

Cambie los objetos que utiliza. Si se lava con un jabón determinado, cambie de marca. Si tiene la costumbre de tabalear en forma repetida sobre su calculadora, tabalee sobre la mesa precisamente al lado de la calculadora.

Cambie el momento en que ritualiza. Si tiene que vestirse y desverstirse repetidamente, realice cada actividad en una habitación diferente. Cambie su postura durante la ejecución del ritual. Si acostumbra a permanecer de pie, entonces siéntese. Si siempre permanece con los ojos abiertos, entonces sómetase a su compulsión con los ojos cerrados.

Esta práctica supone tres ventajas. Primero, como se ha comprobado con las otras dos prácticas de este apartado, usted será capaz de modificar sus compulsiones sin la gran dificultad que implica tratar de detenerlas todas a la vez. Segundo, al cambiar aspectos importantes de la pauta ritual, es probable que rompa la magia poderosa de los rituales. Descubrirá que el ritual aporta alivio temporal, aun cuando no se ejecute a la perfección. A partir de aquí, introduce la flexibilidad en la pauta. Esta alteración en el ritual es el comienzo de su destrucción. Tercero, esta práctica refuerza su conocimiento consciente de cuándo y cómo usted ejecuta sus rituales. Cuando esté preparado para abandonar por completo la ritualización, esta conciencia le permitirá reconocer los primeros signos de su urgencia de ritualizar y así podrá detenerse antes de comenzar a hacerlo automáticamente.

Ruth era un ama de casa de veinticuatro años que repetía acciones con el objeto de evitar la mala suerte. Sus rituales eran absorbentes, ocupando casi toda su actividad cotidiana. Por ejemplo, cuando limpiaba el mostrador de la cocina o lavaba los platos, Ruth quedaba atrapada en un ritual que implicaba estrujar la esponja en varias series de diez. En su práctica de cambiar el ritual, continuó estrujando la esponja, pero ahora con cada estrujón se pasaba la esponja de una mano a la otra. Este cambio provocó considerable angustia a Ruth, pues creía que la nueva rutina no lograría protegerla a ella y a sus seres queridos. Sin embargo, estaba decidida a ser capaz de efectuar el cambio. Al cabo de dos semanas, en lugar de estrujar la esponja, Ruth inició una rutina nueva por su cuenta. Ahora simplemente pasaba la esponja en el aire de una mano a otra diez veces. Poco tiempo después fue capaz de resistir por completo el impulso de estrujar y pudo limpiar el mostrador de la cocina de una manera normal.

Ruth también tenía la compulsión de enjuagarse las manos a la vez que mentalmente contaba hasta diez mientras se frotaba una mano contra la obra debajo del grifo. Ruth intentó un enfoque diferente de este problema. Cuando sentía el impulso de enjuagarse las manos, sostenía una mano debajo de un ligero flujo de agua fría en el lavabo, mientras gradualmente con la otra mano iba girando el grifo de agua caliente. Al mismo tiempo, en vez de contar, pronunciaba las palabras: «Fría... tibia... más tibia... ¡caliente!». Estas palabras correspondían a la elevación de la temperatura. Antes de que la temperatura llegase a ser demasiado caliente como para no poder soportarla, Ruth retiraba la mano. Unos pocos minutos más tarde procedía a enjuagarse la otra mano de la misma manera.

Como puede verse, esta práctica requiere la creación de nuevos hábitos. Estas acciones nuevas son incompatibles con la tendencia a mantener intactos sus rituales originales. Es imposible mantener rituales rígidos y, al mismo tiempo, continuar cambiándolos. Ésta es la razón por la cual resulta importante llevar a cabo esta práctica. Cambiar sus rituales es un gran paso hacia el abandono total de éstos.

PRÁCTICA DE AUTOAYUDA 4: AÑADA UNA CONSECUENCIA A SU RITUAL. Un simple cambio que puede aumentar en gran medida su conciencia es añadir una consecuencia toda vez que ritualice. Con esta práctica no necesita cambiar cómo o cuándo ritualiza, pero cada vez que *ritualice* debe ejecutar alguna tarea adicional. Escoja una tarea que no guarde ninguna relación con sus tendencias compulsivas y también algo que requiera que interrumpa su rutina normal. Decida conducir hasta un parque y recoger hojarasca durante una hora, hacer algún gesto amable a alguien con quien está enojado, practicar el piano durante cuarenta y cinco minutos, o copiar a mano diez poemas de un libro. En términos ideales, la consecuencia que escoja también debería tener algún valor redentor. A menudo, la consecuencia escogida por una persona OC es el ejercicio, tal como realizar una caminata rápida durante treinta minutos.

Si estas tareas le parecen disociadoras y una manera de perder el tiempo, ¡es porque se supone que deben serlo! Sin embargo, no las perciba como un castigo. Para ser efectivas, las consecuencias deben ser costosas. Puesto que son costosas en tiempo y esfuerzo, después de alguna práctica llegará a ser consciente del momento en que está a punto de ritualizar, y vacilará. Hará una pausa para reflexionar acerca de si es mejor comenzar a ritualizar. Este momento de vacilación le brinda una oportunidad para resistir la compulsión con el objeto de evitar esa consecuencia costosa.

Digamos que usted debe verificar en forma ritual el horno cada vez que abandona su casa para dirigirse al trabajo por la mañana. Igualmente, tiende a no poder evitar tocar el pomo de la puerta seis veces antes de marcharse. Más tarde, cuando está en el porche delantero, duda acerca de si el horno está apagado y regresa para efectuar otra ronda de verificación. Varias semanas atrás usted comenzó a utilizar la práctica de movimientos lentos cada vez que procedió a verificar. Esto ha funcionado tan bien, que ahora usted verifica el horno sólo una vez y nunca toca los pomos de las puertas. Pero cada día, parado en el porche delante de la casa, sigue sintiendo dudas y debe regresar a verificar el horno por segunda vez «sólo para estar seguro».

Éste sería un buen momento para poner en práctica el añadido de una consecuencia. Decida que, a partir de mañana, cada vez que verifique nuevamente el horno, toque el pomo de una puerta mientras verifica, o eche una ojeada a los pomos una vez más mientras avanza hacia la cocina, debe realizar una caminata rápida de treinta minutos tan pronto como llegue a casa después del trabajo. Esto significa que debe efectuar una caminata antes de hacer *cualquier otra cosa*: ni detenerse en el colmado de camino a casa, ni tomar un tentempié al llegar a casa. Lo primero que debe hacer es ponerse las zapatillas y salir, aunque el tiempo esté caluroso y húmedo, llueva o nieve. Pronto llegará a pensarlo dos veces antes de volver a entrar en su casa desde el porche «sólo para asegurarse».

Esta técnica funcionará del mismo modo si usted es un «lavador» que quiere dejar de lavarse las manos por segunda vez, un «acumulador» que quiere dejar de coleccionar objetos inservibles, o un «ordenador» que quiere dejar de ordenar las cosas en forma reiterada. Si la consecuencia que escoge no surte el efecto esperado después de numerosos intentos, entonces cambie a una consecuencia que considere un poco más costosa en términos de esfuerzo.

PRÁCTICA DE AUTOAYUDA 5: ESCOJA NO RITUALIZAR. Por supuesto, ésta es la opción que adoptará continuamente cuando obtenga pleno control de sus rituales. No obstante, ello requiere determinación. Usted debe asumir un compromiso a largo plazo para superar su problema con el propósito de contrarrestar el impulso inmediato de ritualizar. Debe estar dispuesto a sufrir angustia a corto plazo a fin de lograr su objetivo de liberarse de sus síntomas.

Todas las técnicas expuestas hasta aquí estimulan su capacidad para abstenerse de ritualizar y contribuyen a prepararlo para esta opción. Cada una de ellas contribuye a desarrollar la posición importante de elección. Trabajar con cualquiera de las primeras opciones, posponer, actuar con movimientos lentos, cambiar algún aspecto del ritual, o añadir una consecuencia, le ayudará a elegir esta última opción con menos ansiedad, tensión y esfuerzo que antes. En lugar de decir: «*Tengo* que detener esto», es más probable que sienta: «Estoy dispuesto a detener esto».

Decidir no ritualizar significa tomar la determinación de *afrontar directamente su ansiedad, dejar de protegerse de sus sentimientos angustiantes* mediante su comportamiento compulsivo. Usted está dispuesto a sentirse ansioso si eso es necesario. En realidad, se trata de una lección que aprenderá a través de la práctica de esta opción. Descubrirá que puede controlar su inquietud. Para descubrirlo, usted irá hacia su ansiedad en lugar de alejarse de ella.

El mejor modo para hacer esto es iniciar voluntariamente el contacto con lo que sea que le provoca su urgencia y luego impedir sus rituales. Si usted tiene un miedo irracional a la contaminación, toque cosas que cree que están contaminadas. Si teme que podría dejar encendido el horno accidentalmente, entonces enciéndalo deliberadamente y abandone la casa durante media hora. Si debe tener la casa perfectamente limpia, entonces desordene varias habitaciones y déjelas así durante varios días seguidos. Sólo mediante está práctica puede descubrir que su angustia desaparece y lo mismo ocurre con su impulso apremiante. Los capítulos 7 y 8 brindan instrucciones específicas sobre cómo detener sus rituales.

Pero no tiene que limitarse a hacer rechinar los dientes y soportar su angustia. Vuelva a las páginas 100 y 101, donde describimos las técnicas de respiración. Utilice la Respiración Tranquilizadora y la Cuenta Tranquilizadora para ayudar a librarse de su tensión. Asegúrese de volver a centrar su atención en alguna otra tarea que retenga su interés, como hablar con un amigo colaborador o emprender una caminata rápida.

¿Cómo se sentirá después de varias semanas de reprimir sus rituales? A continuación se incluye el relato de la manera en que un «verificador» experimentó el cambio. Vann había estado luchando con sus síntomas durante dieciocho meses antes de comenzar a aplicar estas técnicas de autoayuda. Durante sus períodos peores, llegó a entregarse a rituales de verificación hasta cinco horas por día. La Tabla 7 enumera la mayoría de las cosas que verificaba en una rutina diaria. La verificación implicaba un mínimo de seis o siete intentos de comprobar que cada cosa estaba bien. A menudo su preocupación era que había descuidado ver algo que debería haber notado: nuevos arañazos o abolladuras en el cubo de basura, partículas de polvo debajo del teléfono, un objeto inadecuado en el sótano. Otras veces se entregaba a verificar modos de evitar un desastre: un cable eléctrico se habrá enrollado en torno al cubo de basura; su hijo tropezará con algún objeto sobre el suelo de su dormitorio; se iniciará un incendio en la cocina o se producirá una inundación en el sótano. Algunos días Vann llegaba a verificar una cosa en particular más de cien veces.

TABLA 7:
RITUALES DE VERIFICACIÓN DIARIA DE VANN

En casa por la mañana
Cuartos de baño
Armarios
Luces
Fregaderos
Puertas de los cuartos de baño
Cajones superiores de la cómoda

En el trabajo
Papelera
Archivos
Cajones
Guía telefónica
La base del teléfono
La ubicación del teléfono
La ubicación de los archivos
La ubicación de la papelera
Puntos en el suelo
Puntos en el zócalo
La llave del escritorio
El teléfono, descolgándolo y colgándolo

Los grifos del cuarto de baño y el retrete
Luces, encendiéndolas y apagándolas
Cafetera
La cerradura de la puerta del despacho
La cerradura de la puerta del edificio

En el coche
Cierre de las puertas
Apoyabrazos, subiéndolos y bajándolos
Cenicero
Volante
Radio
Aire acondicionado y calefacción
Basuras en el suelo
Debajo del guardabarros
Debajo de los asientos

En casa por la noche
Los grifos del exterior
La parrilla a gas
Las ventanas y puertas del garaje
El corral del conejo y la puerta del cercado
El cubo de basura y el toldo
La puerta de entrada
La puerta trasera
El buzón
Limpiarse los cristales de las gafas repetidamente
El portafolios
La calculadora

A la hora de irse a dormir
Puertas y cerrojos
Termostato
Cuartos de baño: los grifos, el inodoro y la tapadera, la cortina de la
    ducha, el botiquín, la ventana, la luz de noche, los tubos de
    pasta dentífrica, los cepillos de dientes
Televisor
Luces
Nevera
Luz y puerta del sótano
Todos los artefactos de la cocina
Radio

Chimenea
Dormitorio del hijo: enchufes, cable del teléfono, recoger objetos
del suelo, cajones, observar si el niño estaba bien en la cama,
cajones

Entrevistamos a Vann a las diez semanas de iniciado su programa de autoayuda, cuando todavía estaba practicando confrontarse a sus miedos siguiendo unas bases diarias. Hacia esa época
había hecho alguna mejora significativa sobre aproximadamente
el 75% de sus rituales. A continuación se incluyen algunos ex-
tractos de esa conversación, durante la cual Vann describe su ade-
lanto en unas pocas áreas:

Ahora cerrar la casa por la noche no es ningún problema. Yo
solía irme a la cama a las ocho en punto, porque no quería tener que ejecutar los rituales de verificar las cerraduras. Temía
quedar atrapado en la verificación. Si llegaba a las nueve y media y mi esposa ya estaba en la cama, entonces permanecía cerrando la casa hasta las doce de la noche. De modo que siempre trataba de ir a la cama antes de que lo hiciese mi esposa, a
fin de que fuese ella quien se ocupase de cerrar la casa.
En cambio, ahora permanezco levantado hasta las once u
once y media, leyendo libros, haciendo cosas que siempre qui-
se hacer pero que no pude realizar en el último año y medio.
En general, verifico las puertas una vez; nunca vuelvo a verifi-
carlas. Algunas noches, cuando paso por la cocina, verifico la
tostadora para asegurarme de que está desconectada. No la verifico cinco o seis veces. Sólo la miro una vez, tocando el botón de encendido para asegurarme de que está desconectada, y
luego salgo de la cocina. Otras noches puedo prescindir de ve-
rificarla. En el pasado cuando la verificaba temía que quedase
conectada y que la casa se prendiese fuego. Realmente, ese
pensamiento no volvió a irrumpir en mi mente.

Sólo a través de su experiencia personal Vann aprendió esta lección necesaria: no tenía que ritualizar para librarse de su ansiedad.

Si puedo controlar los primeros diez segundos de verificación, y
si puedo detenerla a tiempo, estoy bien. Dos meses atrás cuando
practicaba, dos horas más tarde seguía sintiendo el deseo de verificar ese objeto. En la actualidad ese deseo es mucho menor.

Puedo recordar que en el pasado, una tarde en la oficina, llegué a detenerme durante dos horas mirando la guía telefónica, poniéndola y sacándola del cajón, treinta, cuarenta, cincuenta veces. Antes de volver a ponerla en el cajón tenía que permanecer un rato observando detenidamente la guía: verificando los arañazos que tenía, asegurándome de que las páginas no estaban dobladas, y así sucesivamente. Lo que hago ahora es coger la guía telefónica, cerrarla, guardarla dentro del cajón y cerrarlo. Tampoco he tenido demasiadas dificultades para hacerlo. Realmente, poder lograrlo me dio muchísima confianza.

Ahora la técnica principal de Vann era hacer frente a su miedo de llegar a quedarse atrapado en la verificación si comprobaba las cosas una sola vez. Hay que destacar que Vann aprovechaba cualquier oportunidad que tenía para practicar sus técnicas. Sus éxitos recientes lo han convencido de que su mejor enfoque es enfrentarse a sus miedos con frecuencia.

En el pasado examinaba el asiento trasero del coche y si veía alguna suciedad, me dedicaba a limpiarlo. Si llegaba a encontrar un tornillo en el asiento trasero, me quedaba absorto en la contemplación del tornillo.

Ahora realizo todo esto en forma deliberada. Levanto el asiento trasero y trato de hacer que algo me moleste realmente, trato de sentirme ansioso. Siento esa ansiedad, vuelvo a bajar el asiento trasero, cierro la puerta trasera del coche y me alejo. Una vez más, esto me ha ayudado tremendamente porque ya no me siento ansioso por el coche.

Al principio cuando comenzaba a alejarme me sentía realmente ansioso. Quería regresar y mirar debajo del asiento otra vez. Sentía que no había mirado lo suficiente, y quería volver a comprobar. Transpiraba un poco, los latidos de mi corazón se aceleraban y llegaba a estar muy irritable, sintiéndome muy compulsivo. ¡Quería ir a verificar otra vez! Pero acababa de decidir que no iría a hacerlo. Con toda seguridad, unas dos horas más tarde el deseo desaparecía.

Al comienzo el deseo duraba un rato. No obstante, si hoy verifico el coche, tendría mucha dificultad para encontrar algo que me llame la atención y me ponga ansioso. El deseo puede durar un minuto o dos y luego desaparece.

Realmente, ahora soy capaz de hacer cosas que antes no po-

Tercera parte

El programa intensivo de tres semanas

7. Tratamiento
para los «ritualizadores»

El programa intensivo de tres semanas es el más intensivo de los dos presentados en este libro. Se basa en un enfoque utilizado por los especialistas de salud mental que tratan el TOC. Como dijimos en el capítulo 1, este enfoque recibe el nombre de «terapia cognitiva-conductual». Ha sido ampliamente investigada en muchos centros en todo el mundo y en la actualidad es la psicoterapia preferida para tratar este trastorno.

Según hemos sugerido anteriormente, en primer lugar usted debería practicar las técnicas del programa inicial de autoayuda presentado en la segunda parte. Éste es el único programa que necesita si padece preocupaciones y obsesiones. Si usted también sufre compulsiones, practique las técnicas descritas en el capítulo 5. No obstante, si pasa más de dos horas por día ritualizando, o si no ha obtenido suficiente control sobre sus pensamientos o acciones aún después de seguir el programa inicial de autoayuda, entonces debería seguir con la tercera parte.

En este capítulo le ayudaremos a entender los principios básicos del programa de tratamiento, que descansa en gran medida en la autoayuda. Los pacientes no se limitan a *hablar* de sus problemas con el terapeuta; más bien, aprenden técnicas que le ayudarán a obtener control sobre sus síntomas. En la primera parte de este capítulo presentaremos el programa en detalle. Comenzando en la página 132, describiremos tratamientos especiales para los tipos individuales de TOC. Después de leer el apartado introductorio, tal vez quiera volver a los programas de tratamiento que se aplican a sus angustias específicas y utilizarlos como modelos para generar su propio programa de autoayuda, de acuerdo con lo que se describe en el capítulo 8.

En el capítulo 8 lo llevaremos del principio al fin de la planificación de su propio programa de autoayuda. Se brindan planes separados para «lavadores», «verificadores», «repetidores», «acumuladores», «ordenadores» y «ritualizadores mentales». Si decide seguir estos programas intensivos de autoayuda, le alentamos a hacerlo con la ayuda de un amigo, de un miembro de su familia o de un profesional de la salud mental que le brinde su apoyo. El capítulo 9 trata de los medicamentos que podrían ayudarle a hacer frente a sus síntomas, y en el capítulo 10 aprenderá cómo puede liberarse con éxito de estos síntomas y volver a llevar una vida normal. Cinco obsesivo-compulsivos recuperados comparten sus luchas y logros con usted. Como ellos, también usted puede mejorar, independientemente del tiempo que lleve sufriendo sus síntomas o de lo atrapado que se sienta por ellos en este momento.

Hace muy poco tiempo que hemos comenzado realmente a ayudar a las personas que padecen de obsesiones y/o compulsiones. Los individuos que buscaban tratamiento para el TOC en el pasado, en el mejor de los casos, obtenían un éxito limitado en su intento de librarse de sus síntomas. Las psicoterapias tradicionales, psicoanálisis, psicoterapia dinámica, y terapia de apoyo, a menudo resultaban útiles en un aspecto u otro, pero en conjunto no disminuían las obsesiones o compulsiones.

Hasta mediados de la década de los sesenta no existió un tratamiento efectivo. En 1966 el doctor Victor Meyer, en el Middlesex Hospital de Inglaterra, desarrolló un programa original, pero simple, para el tratamiento de los «lavadores» obsesivo-compulsivos, que más tarde aplicó a otros tipos de ritualizadores. El programa comenzaba con la identificación de las situaciones que «contaminaban» a los pacientes y estimulaban su impulso de ritualizar. Después de elaborar esta lista, el doctor Meyer confrontaba progresivamente a los pacientes con cada situación.

No obstante, la simple exposición de un OC a un contaminante no basta. Los «lavadores» tocan de manera rutinaria cosas contaminadas, pero se quitan la contaminación y con ello restablecen un estado de limpieza. Por consiguiente, el doctor Meyer introdujo un segundo procedimiento en el programa. Impidió a los pacientes que se entregaran al ritual de lavar y limpiar, de modo que permaneciesen contaminados durante largos períodos.

El programa tuvo tanto éxito, que los centros clínicos de todo el mundo comenzaron a emplear este enfoque, a investigarlo y modificarlo. Después de cinco años de experimentación, el Center for the Treatment and Study of Anxiety del Medical College of Pennsylvania, en Filadelfia, diseñó, con éxito, un programa de tratamiento de tres semanas para el TOC. En la actualidad el pro-

130

grama incluye tres componentes, que llamaremos *exposición, práctica imaginaria* e *impedimento del ritual.*

Durante la *exposición,* los pacientes son confrontados con las situaciones que provocan su inquietud. Después de varias sesiones de tratamiento, su ansiedad disminuye. Las obsesiones de los «lavadores» se prestan fácilmente a esta clase de tratamiento. Si usted se siente contaminado por el contacto con el suelo, debe permanecer sentado en el suelo durante largos ratos. Si se siente contaminado por su ciudad natal, debe visitarla durante períodos prolongados de tiempo. Pronto estas situaciones dejarán de provocarle angustia como lo hacían antes.

A muchos de los obsesivo-compulsivos las obsesiones se les desarrollan en el interior de la imaginación y raramente cobran vida en la realidad. Esto hace que les resulte imposible practicar la exposición a estas situaciones durante períodos prolongados. Por ejemplo, si una persona teme que su casa se incendie, no vamos a desear que ello suceda con el objeto de someterla a la exposición real de su miedo. Del mismo modo, quienes temen haber atropellado a una persona que está tendida en la carretera no pueden exponerse realmente a semejante situación.

Si la confrontación con la situación temida es necesaria para reducir las obsesiones, ¿cómo pueden mejorar los pacientes sin enfrentarse directamente a sus miedos? Pueden enfrentarse a esas escenas mediante la imaginación, que les ayuda a visualizar las circunstancias temidas. En la *práctica imaginaria,* los pacientes crean representaciones mentales detalladas de las consecuencias terribles que temen que ocurran si no se entregan a su comportamiento ritual. Durante exposiciones prolongadas a estas imágenes, su nivel de angustia disminuye gradualmente.

Cuando el OC se enfrenta a las situaciones que teme, o a sus pensamientos obsesivos, se vuelve ansioso y se siente compelido a ejecutar el comportamiento ritual como un modo de reducir su angustia. Las técnicas de exposición le producen esta misma angustia y urgencia de ritualizar. Pero en el tratamiento se añade el *impedimento del ritual.* Esto requiere que los pacientes eliminen por completo los comportamientos rituales. Al enfrentarse a sus miedos sin recurrir a sus compulsiones, el OC se vuelve progresivamente menos ansioso. Los terapeutas conductistas llaman a este proceso *habituación.*

TABLA 8:
LOS COMPONENTES DEL TRATAMIENTO PARA LOS «RITUALIZADORES»

Exposición: Permanecer durante largos períodos en presencia de un objeto temido o en medio de una situación que evoca ansiedad y angustia, por ejemplo, el contacto real con contaminantes.

Práctica imaginaria: Visualizarse mentalmente uno mismo en las situaciones temidas o visualizar sus consecuencias, por ejemplo, ir conduciendo por la carretera y atropellar a un peatón.

Impedimento del ritual: Abstenerse del comportamiento ritual, por ejemplo, abandonar la cocina sin verificar el horno, o tocar el suelo sin lavarse luego las manos.

Habituación: Reducción del miedo durante la exposición prolongada o repetida a un objeto o situación temidos.

Cómo cambiar tres creencias negativas

¿Por qué funcionan la exposición, la práctica imaginaria y el impedimento del ritual? Considere nuevamente la manera en que los rituales persisten. Una persona se siente angustiada por ciertas situaciones o imágenes mentales. Ejecuta un comportamiento ritual específico que le brinda un alivio a corto plazo. No obstante, a la larga esta ritualización sólo sirve para reafirmar continuamente tres creencias negativas: 1) «Tengo que evitar la situación angustiante, o de lo contrario mi intensa angustia continuará para siempre»; 2) «Los rituales me mantendrán a mí y a los demás a salvo»; y 3) «Debo ritualizar para no volverme loco».

Vamos a considerar la primera de estas tres creencias. Las personas que sufren de este trastorno creen que tienen que evitar la situación angustiante, o de lo contrario su intensa angustia continuará para siempre. Esta creencia las lleva a evitar muchas situaciones, o a ritualizar si no pueden evitarlas. La mayoría de nosotros ya sabe que esa ansiedad no continúa para siempre. Si podemos ayudar a un OC a permanecer en la situación angustiante, también él se dará cuenta de que su creencia era errónea.

Durante la exposición prolongada, la ansiedad intensa disminuye gradualmente. Eso es lo queremos decir cuando hablamos de habituación. Si usted coloca a alguien en una situación que le provoca ansiedad durante una o dos horas y le pide que controle cada diez minutos lo ansioso que se siente, comprobará que gradualmente llegará a estar menos ansioso, hasta que la ansiedad desaparezca. Si mide su ritmo cardíaco durante ese mismo período, descubrirá resultados similares. Al comienzo su corazón latirá con mayor rapidez, pero, en forma gradual, lo hará más lentamente hasta alcanzar su nivel original anterior a la confrontación con el miedo. Cuando la ansiedad decae por medio de la habituación, el individuo es más capaz de pensar racionalmente. En el futuro, cuando estas mismas situaciones se produzcan espontáneamente, reaccionará con cierta ansiedad, con cierta angustia, pero no con terror.

Usted será capaz de emplear este mismo proceso de exposición para superar sus miedos. Este método puede tener éxito si usted teme entrar en baños públicos, conducir solo, invitar huéspedes a su casa, o manipular un cuchillo. La primera vez que comience a enfrentarse a estas situaciones se sentirá ansioso. Sin embargo, si regresa a esas mismas situaciones una y otra vez durante períodos de tiempo más prolongados, su angustia disminuirá progresivamente. Finalmente, su creencia de que su ansiedad lo acompañará siempre es desafiada. Ahora usted sabe que puede pensar: «Si espero, mi ansiedad disminuirá».

La segunda creencia común es: «Con el objeto de mantenerme a mí mismo o a los demás seguro, debo ritualizar». La mayoría de las personas piensa en su propia muerte, o en la de un ser querido, con dolor y pesadumbre, pero sin ansiedad inmoderada. Pero los obsesivo-compulsivos que se preocupan por la posibilidad de morir o provocar la muerte de otras personas llegan a sentirse desolados. Del mismo modo, el OC que se atormenta por la posibilidad de que se incendie su casa, o de sufrir el castigo de Dios, o de dejar tras de sí a una persona herida, reacciona ante tales pensamientos con extrema angustia. Esta reacción intensa les impide evaluar racionalmente el peligro de la situación y cuán real es la protección que reciben mediante la ritualización. El que se lava las manos compulsivamente piensa: «Sí, me contaminé con esos gérmenes y es cierto que no me he enfermado o transmitido la enfermedad a mi familia. Pero eso se debe a que me lavé las manos muy cuidadosamente». El «verificador» piensa: «Es cierto que mi casa no se incendió, pero ello se debe a que fui muy cuidadoso y verifiqué repetidamente para asegurarme de que todos los artefactos eléctricos estuviesen desenchufados». Esta clase de lógica justifica la continuidad de los rituales.

Con todo, esto también es puesto en tela de juicio cuando el individuo se enfrenta a las situaciones temidas. Por ejemplo, Richard, que temía que las personas se riesen de él si llegaban a descubrirlo escribiendo: «Soy un impostor», aprendió mediante la práctica de la exposición que escribir esas palabras sobre un centenar de cheques no suponía ningún desastre. Nadie se rió de él. Mediante la exposición de quienes sufren TOC a situaciones que temen puedan causarles angustia, impidiéndoles ejecutar sus rituales, este programa los capacita para llegar a discernimientos importantes. Ahora el paciente puede decir: «He hecho frente a situaciones amenazadoras sin protegerme y todavía no ha sucedido nada malo».

Para que la práctica de exposición resulte efectiva, es importante que los pacientes lleguen a ponerse en contacto emocionalmente con sus miedos. Cuanto más experimenten su angustia durante las sesiones de exposición, más capaces serán de superar esos miedos. Por lo tanto, durante la exposición es importante considerar las consecuencias desastrosas que podrían ocurrir como resultado de semejante exposición. Por ejemplo, si enviamos a un paciente a un retrete público y le pedimos que lo toque, simultáneamente queremos que piense que puede haber contraído una enfermedad venérea como resultado de ello. Más tarde, cuando el paciente se da cuenta de que no contrajo ninguna enfermedad venérea, aprende que su miedo era injustificado. Esto reduce su angustia. Del mismo modo, durante la práctica imaginaria, se pide a los pacientes que se sientan emocionalmente afectados por imágenes detalladas de desastres inminentes y que las imaginen tan vívidamente como puedan.

Una tercera creencia común es: «Debo ritualizar. Si no lo hago (lavar, repetir, verificar) me volveré loco». Esta creencia en sí misma alienta al OC a ritualizar cuando vuelve a encontrarse angustiado. También esta creencia es puesta en tela de juicio mediante la exposición. Geraldine, que se sentía contaminada por su madre, descubrió que cuando permanecía en contacto durante un largo tiempo con las ropas de su madre, podía llegar a estar relativamente tranquila sin tener que lavarse. Durante su programa, Geraldine no se lavaba las manos y durante una semana se sintió extremadamente angustiada, descubriendo que no había enloquecido. En realidad, a medida que transcurría el tiempo, Geraldine fue sintiéndose cada vez menos ansiosa.

Del mismo modo, cuando practique la exposición, la práctica imaginaria y el impedimento del ritual en el desarrollo de su programa de autoayuda, gradualmente usted irá tomando conciencia de lo irracional que eran sus obsesiones, de lo innecesario que es evitar la angustia a toda costa, y de lo improbable de que las peores catástrofes incluidas en sus guiones lleguen a ser realidad. Es cierto que cuando usted está sumamente angustiado *siente* como si esa angustia no fuese a terminar nunca y piensa que *debe* ritualizar para sentirse seguro o abstenerse de llegar a estar abrumado. Empero, siguiendo estos principios y con el apoyo de personas cercanas, usted encontrará el valor para desafiar esas creencias. Las primeras veces siempre serán las más duras, pero en el momento en que comience a advertir cambios, desarrollará la confianza requerida para vencer sus síntomas.

El diseño del programa

El programa que utilizamos en el Center for the Treatment and Study of Anxiety en el Medical College de Pensilvania incluye quince prácticas de exposición de dos horas cada una durante tres semanas, más dos a cuatro horas de trabajo diario en casa. Normalmente, el tratamiento comienza por la utilización de la práctica imaginaria, que implica pedir al paciente que imagine las consecuencias catastróficas que teme. El terapeuta describe la situación mientras el paciente la visualiza.

Existen dos razones por las cuales queremos comenzar la terapia con la práctica imaginaria. Primero, a menudo a los pacientes les resulta más fácil enfrentarse a sus miedos en la realidad si ya han estado expuestos a la situación temida en la imaginación. *Imaginarse* contaminado por tocar el asiento de un retrete es menos aterrador que hacerlo realmente. Al mismo tiempo, ello lo prepara para el momento en que usted tenga que tocar un retrete. Segundo, sólo a través de la imaginación podemos confrontar a los pacientes con sus desastres más temidos, tales como ser el causante del incendio de su casa.

Después de unos cuarenta y cinco minutos de práctica imaginaria, el paciente es enfrentado a una situación u objeto real que activará su obsesión. Normalmente, esta obsesión conducirá a la urgencia de ritualizar. Empero, no se le permite entregarse a ningún comportamiento ritual durante tres semanas.

La exposición se realiza gradualmente durante el período de tres semanas, comenzando con situaciones que producen un nivel moderado de ansiedad. Si los pacientes empiezan con un comportamiento que produce una angustia mucho menor, no aprenderán a ser valientes y hacer frente a sus miedos. Por otra parte, comenzar con situaciones que provoquen angustia abrumadora hará difícil que se llegue a tomar conciencia del pensamiento erróneo.

Por consiguiente, la exposición comienza con situaciones que producen una inquietud moderada. Cada día se añade una situación nueva y más difícil. Al cabo de una semana, normalmente el paciente está listo para enfrentarse a la situación más inquietante. Durante las dos semanas siguientes, se incorporan al tratamiento nuevas situaciones.

Debido al éxito de su resultado, este tratamiento es considerado por muchos expertos en TOC como el más efectivo para este trastorno. Vamos a ver cómo se aplica a las diferentes clases de rituales obsesivo-compulsivos.

El tratamiento de los «lavadores»

Los «lavadores», como hemos dicho anteriormente, se sienten contaminados por ciertas situaciones u objetos. La contaminación es sumamente angustiante y esta angustia es compensada temporalmente por los rituales de lavarse y limpiarse. Algunos «lavadores» sienten que la contaminación conducirá a la enfermedad o la muerte, de ellos o de los demás. Otros «lavadores» sienten que sufrirán crisis nerviosas como resultado de la angustia continua provocada por la contaminación.

Ilustraremos el tratamiento de los «lavadores» describiendo el programa de tratamiento de tres pacientes. Hemos seleccionado estos casos para representar, en cierto modo, diferentes enfoques de tratamiento. Hasta ahora usted ha analizado su propio problema. Si es un «lavador», puede decidir cuál de los tres casos es el más parecido al suyo o utilizarlo como modelo para diseñar su propio programa de autoayuda, según se describe en el capítulo 8.

PHIL. Phil era un «lavador» típico, que se sentía contaminado por las secreciones corporales y temía que tales contactos le hiciesen contraer una enfermedad. Su tratamiento incluyó la exposición a secreciones corporales, la práctica imaginaria con las consecuencias que él temía y el impedimento del ritual, es decir, obstaculizar sus rituales de lavarse y limpiarse.

Como consecuencia de su miedo a las secreciones corporales, Phil también evitaba el contacto con personas u objetos tocados por otras personas. En su mente, la mayoría de las personas no eran lo bastante minuciosas al lavarse las manos después de utilizar el retrete. Por consiguiente, todo lo que ellas tocaban quedaba contaminado. Los lugares tocados por un gran número de personas estaban especialmente contaminados. Las situaciones más angustiantes para Phil se enumeran a continuación, indicando el grado de angustia que le provocaban en una escala que va de 0 a 100:

Tocar el pomo de una puerta: 55
Tocar un periódico: 65
Tocar la camisa sudada de alguien: 75
Tocar el asiento del retrete en baños públicos   85
Tocar puntos de orina o heces en el papel higiénico: 100

El primer día de tratamiento, Phil y su terapeuta se dirigieron al centro de la ciudad hasta un gran edificio donde una multitud de personas entraban y salían. Tocar los pomos de las puertas en un edificio semejante provocaba a Phil una angustia que alcanzaba el nivel 55 en su escala, de modo que la exposición comenzó allí. Tocó repetidamente los pomos de las puertas principales con la mano derecha y cada pocos minutos observaba el grado que alcanzaba su angustia, utilizando su escala. Phil terminó esta práctica al cabo de veinticinco minutos, cuando su nivel de angustia descendió a 20. Entonces cogió el pomo de la puerta con la mano izquierda. Su nivel de angustia se elevó a 30. A continuación, Phil se frotó la cara con las manos contaminadas, deslizándolas luego por sus cabellos y sus ropas. El nivel de su angustia y la sensación de contaminación ascendieron a 40. (Este ascenso es natural cuando la contaminación es transferida desde las manos a otras partes del cuerpo.)

Al final de la sesión, Phil frotó uno de los pomos de las puertas con una servilleta, que luego se guardó en un bolsillo. Al regresar a su casa, contaminó todo el apartamento con esa servilleta. La restregó por todas las ropas de su armario, los platos, el mostrador de la cocina, la ropa interior, y también por las sábanas y pijamas. Phil continuó con esta actividad hasta que consideró que no quedó nada sin contaminar. De esta manera, su casa ya no era un lugar seguro, donde podía evitar la contaminación exterior.

Al día siguiente, Phil y su terapeuta se dirigieron a otro edificio público y repitieron la misma práctica. Al final de esta sesión, Phil se sintió libre de angustia, y el pomo de las puertas llegó a perder su poder contaminante. Ese mismo día Phil comenzó a enfrentarse con su miedo a los periódicos del modo descrito para el pomo de las puertas.

Al tercer día, Phil empezó a hacer frente a sus preocupaciones acerca del sudor. Con la colaboración del terapeuta, se llevó una mano a la axila desnuda y la otra al interior de uno de sus zapatos. Al hacer esto, sintió un nivel de angustia de 70. Phil mantuvo ese contacto hasta que la angustia disminuyó a 30. Entonces sacó las manos transpiradas de la axila y del zapato y se restregó con ellas el rostro, la cabeza y las ropas. En casa, contaminó el apartamento de la misma manera descrita para el pomo de la puerta.

Hacia el cuarto día, Phil sintió muy poca inquietud o sensación de contaminación durante el contacto con los periódicos, los pomos de la puerta y el sudor. Entonces la terapia se centró en los retretes. Comenzando con el cuarto de baño del despacho del terapeuta, Phil colocó sus manos en el asiento del retrete y las mantuvo allí hasta que su sensación de contaminación se redujo de 80 a 40. Seguidamente, se restregó las manos contaminadas por el rostro, el cabello y las ropas. Frotó el asiento del retrete con un trozo de papel higiénico, que más tarde utilizó para esparcir la contaminación por todo su apartamento.

Hacia el quinto día, el sudor y los asientos del retrete le provocaron poca inquietud, y los periódicos y los pomos de las puertas dejaron de molestarle. Entonces pudo centrar su atención en hacer frente a su miedo a la orina.

Hacia el sexto día, Phil no experimentaba dificultades con el asiento del retrete y el sudor, pero la orina seguía siendo un problema. De modo que el terapeuta pospuso la introducción de heces hasta el séptimo día, y decidió añadir otra hora de exposición a su miedo a la orina. Se pidió a Phil que llevase a la sesión un recipiente lleno de su propia orina. Phil humedeció una toalla de papel con la orina y la restregó por sus manos, su cabellos y sus ropas. Practicó esto durante tres horas ese día.

Al séptimo día, Phil comenzó su exposición a las heces. Ensució ligeramente un trozo de papel higiénico con su propia materia fecal, utilizando una cantidad tan mínima que no bastaba para esparcirla por su piel, pero que era suficiente para que él sintiese que el papel higiénico estaba muy contaminado. Esto lo condujo al nivel de 80 en la escala de angustia. Phil se restregó el papel higiénico por las manos, la cara y las ropas, y más tarde contaminó con él todos los objetos de su casa. Durante las dos semanas siguientes, Phil continuó esta práctica acercándose a retretes públicos y lugares atestados de gente, tocando a extraños en la calle y llevando en el bolsillo papel higiénico usado.

Durante los mismos días que Phil estuvo practicando esta exposición, su terapeuta le pidió que escribiese un relato acerca de lo que sucedería si él fuese a un baño público y permitiese que unas pocas gotas de orina tocasen su cuerpo o sus ropas. Phil escribió un relato detallado describiendo el daño que temía como consecuencia de semejante exposición. En su historia, varias horas después de la exposición a esas gotas de orina, Phil comenzó a sentirse mal; los gérmenes procedentes del retrete público lo habían alcanzado. Comienza a sufrir diarrea, vómitos, náuseas y temperatura elevada, y se tiende en la cama bañado en sudor porque siente que ha agarrado algunos gérmenes desconocidos a través de su contacto con el retrete. Entonces el terapeuta le pidió que imaginase esa escena detallada lo más vívidamente posible y que la describiese en voz alta grabándola en una cinta de cuarenta y cinco minutos.

Dos veces al día en la primera semana Phil escuchó esa grabación. Durante las dos primeras sesiones su mente vagaba; tenía gran dificultad para concentrarse en las imágenes, las cuales quería evitar. El terapeuta apoyó sus intentos y continuó explicando a Phil la importancia de estar en contacto con sus sentimientos inquietantes durante el tiempo que escuchase la grabación. Hacia la tercera sesión Phil pudo prestar atención a la totalidad de la grabación. Normalmente se requerían unos diez minutos de escucha para que llegase a sentirse emocionalmente afectado por las escenas. Al principio, las imágenes le produjeron una ansiedad extrema. El rostro de Phil se crispaba, su cuerpo se ponía tenso y experimentaba una intensa ansiedad. No obstante, durante cada sesión subsiguiente, Phil llegó a estar un poco menos ansioso. Una vez que ya no sintió angustia mientras escuchaba la grabación, se pidió a Phil que escribiese otro relato para ser registrado.

En la segunda historia Phil tocaba sus propias heces y una vez más desarrollaba síntomas de diarrea, sólo que esta vez la enfermedad era mucho más seria y él se sentía mucho peor. Phil fue ingresado en el hospital porque había llegado a sufrir deshidratación. Los médicos no estaban seguros acerca de si viviría.

Phil escuchó la grabación de esta experiencia imaginaria dos veces por día durante la segunda semana. Hacia el final de esa semana sintió que podía enfrentarse a esas imágenes y pensamientos sin sentirse inmensamente angustiado. Por supuesto, durante ese mismo tiempo continuó haciendo frente a su miedo a contaminarse a través de la exposición.

Desde el comienzo del programa de tratamiento, Phil también estuvo siguiendo las instrucciones de impedimento del ritual. En la primera semana se le permitió tomar dos duchas de diez minutos, con muy poco jabón y sin ninguna ritualización repetitiva; el lavado de manos no le fue permitido en absoluto. En la segunda semana se indicó a Phil que tomase una ducha diaria de diez minutos sin practicar ningún ritual. Se le pidió que se lavase las manos sólo dos veces al día, durante treinta segundos cada vez, pero nunca después de haber utilizado el retrete. Inmediatamente después de lavarse las manos, Phil se contaminaba a sí mismo con el elemento contaminante al que se enfrentaba en ese día en particular.

Durante la tercera semana Phil fue autorizado a lavarse las manos cinco veces al día (pero nunca después de utilizar el retrete) y a tomar una ducha diaria de diez minutos. Se le indició que mantuviese este régimen durante tres meses siguiendo el tratamiento. También se pidió a Phil que durante esos tres meses aprovechase toda oportunidad de utilizar los retretes públicos. De esta manera desarrolló un hábito consecuente de hacer frente a la contaminación en lugar de evitarla.

Phil ha estado prácticamente libre de síntomas durante cuatro años. De tanto en tanto, después de haber utilizado un retrete público muy sucio, siente la necesidad apremiante de lavarse más de una vez. Empero, se resiste a la urgencia de volver a lavarse, y al cabo de dos horas su angustia se disipa.

GERALDINE. Geraldine, cuyo caso fue descrito en el capítulo 2, se sentía contaminada por su madre, pero no consideraba que el contacto con ella la llevaría a enfermarse. A pesar de esta ausencia de consecuencias temidas, su tratamiento incluyó la práctica imaginaria debido a que ella estaba sumamente angustiada por la idea del contacto real con contaminantes.

Durante la primera fase del tratamiento, el terapeuta reunió información sobre el problema de Geraldine, formulando preguntas similares a las incluidas en el capítulo 3. Pidió a Geraldine que identificase las situaciones que más angustia le provocaban. El primer lugar de la lista lo ocupaba el «ser tocada por su madre», especialmente en los cabellos. (Geraldine era muy sensible al hecho de ser tocada en la cabeza.) Ser tocada por su madre era la peor situación que podía imaginar con respecto a sus síntomas obsesivo-compulsivos. Así, calificó a esta situación con el 100 en su escala de angustia. Otras situaciones inquietantes eran:

Tocar el periódico local: 40
Tocar la correspondencia: 50

Tocar dinero con las manos desnudas sin lavarlo primero: 60
Tocar las ropas de trabajo de su marido: 70
Usar ropas de su madre: 90

En la primera sesión se pidió a Geraldine que imaginase que había caminado calle abajo, deteniéndose en un quiosco para comprar el periódico local. Luego debía imaginar que desparramaba las hojas del periódico por encima de todo su cuerpo. El terapeuta la estimuló a ver con los ojos de su mente el rostro del vecino de su madre, que trabajaba en el periódico. Tenía que imaginar que este hombre compraba en el mismo supermercado en que lo hacía su madre, tocando productos que había tocado su progenitora, y caminando por los mismos suelos. Geraldine se centró en la idea de que el hombre llevaba esa contaminación desde el barrio de su madre hacia las oficinas del periódico, con lo cual la transmitía a Geraldine en el momento en que ella tocaba el periódico. Geraldine se sintió bastante ansiosa durante los cuarenta y cinco minutos en los cuales repitió esta escena imaginaria. Con todo, fue capaz de tolerar esa angustia, continuando la práctica.

La segunda tarea durante la primera sesión de tratamiento es ayudar al paciente a establecer contacto directo con la situación real temida. Previamente el terapeuta había adquirido un ejemplar del periódico local de Geraldine para preparar la sesión. Pidió a Geraldine que tocase el periódico con una mano y luego que lo cogiese con la otra. Estos dos movimientos simples demandaron varios minutos y mucho apoyo por parte del terapeuta, pues ambos representaban una contaminación directa. Seguidamente, se pidió a Geraldine que se tocase la cara con el periódico, y que a continuación hiciese lo mismo con sus ropas. Al final de la primera sesión, el terapeuta indicó a Geraldine que llevase el periódico a su casa y contaminase todo lo que había en ella, incluyendo los platos y sus ropas. Se le pidió que llevase un trozo de periódico a la cama y que durmiese con él toda la noche. Al cabo de veinticuatro horas Geraldine se sentía completamente tranquila al tocar el periódico.

Al segundo día, Geraldine comenzó a trabajar con su miedo al dinero. Siguiendo las mismas técnicas que utilizó con el periódico, el terapeuta la alentó a agarrar el dinero, hacer que los billetes y monedas tocasen todas sus ropas y llevarlos a casa con ella para contaminar varias zonas de su hogar.

Al tercer día Geraldine trabajó directamente con las ropas contaminadas de su marido. Hacia el cuarto día de tratamiento Geraldine permitió a su marido, Bob, que volviese a casa del trabajo sin telefonearla previamente. Bob abrió la puerta del jardín y la de la casa él mismo. Para su alivio después de tantos años, no tuvo que bajar al sótano para darse la ducha forzosa. En lugar de ello, entró a la casa y se sentó en cada una de las sillas y sofás. Arrastró su abrigo por toda la casa como un modo de contaminar aún más el ambiente. Esa noche Bob durmió vistiendo las ropas de trabajo con el objeto de contaminar la cama. Hacia el día quinto, el terapeuta había recibido una caja conteniendo algunas de las ropas de la madre de Geraldine. Ese día, Geraldine vistió las ropas de su madre durante la sesión de terapia y en su casa.

Si bien estamos presentando los acontecimientos de esta primera semana en forma resumida, no queremos dar a entender que Geraldine logró cumplir sus objetivos con facilidad. La mujer se sentía decidida a superar su problema, pero siempre se mostró ansiosa y vacilante a lo largo de todo el programa de tratamiento. Varias veces, como resultado de la aflicción, estallaba en lágrimas, pero cada día perseveraba y completaba sus tareas.

Al sexto día el terapeuta invitó a la madre de Geraldine a la sesión del tratamiento. Éste fue el primer contacto cara-a-cara en seis años. Ambas estuvieron felices por poderse ver finalmente, pero al mismo tiempo Geraldine se sentía sumamente ansiosa. Hacia el final de la sesión, Geraldine permitió a su madre que la abrazase mientras estaba sentada junto a ella en el sofá. Luego la madre pasó el fin de semana en casa de su hija, usando las toallas de Geraldine en el cuarto de baño, caminando por toda la casa y contaminándola con su presencia. Geraldine manejó bien la visita.

Durante las dos semanas siguientes Geraldine visitó a parientes a quienes había evitado durante los últimos seis años. Durmió varias noches en casa de su madre, fue de compras con ella y gradualmente llegó a implicarse en actividades en compañía de su progenitora que en el pasado habían sido comunes.

Hacia el final del tratamiento de tres semanas, Geraldine no sentía ninguna angustia en relación con su madre. Su larga pesadilla había llegado a su fin.

Cuando sus síntomas amainaron, se hicieron evidentes cuestiones más reales acerca de la relación madre-hija. Geraldine recordó que antes del comienzo de su problema del TOC solía visitar a su madre diariamente. Ahora prefería limitar la frecuencia de sus visitas. Madre e hija continuaron en la psicoterapia de apoyo durante diez sesiones más, con el objeto de hablar de la manera de reestructurar su relación. En la actualidad continúan manteniendo una relación estrecha y se visitan periódicamente.

SUSAN. En algunos casos, el programa no incluye la práctica imaginaria. Semejante tratamiento es ilustrado por la historia de Susan, quien se sentía contaminada por su ciudad natal. Susan, cuyo caso fue tratado en el capítulo 2, previamente había pasado por un programa de tratamiento de la conducta que incluía la exposición y el impedimento limitado del ritual. De hecho, Susan había aprovechado el programa, que llevó a cabo mientras vivía en Inglaterra. No obstante, unos pocos años más tarde regresó a Estados Unidos para vivir a unos ciento cincuenta kilómetros de su ciudad natal. Después de este traslado, Susan comenzó a experimentar nuevamente los síntomas de su TOC. Temía visitar su ciudad natal, ver a su madre o a otros parientes, o acercarse a cualquier objeto que pudiese haber estado directa o indirectamente contaminado por la asociación con esa localidad.

Al repasar su tratamiento anterior, el terapeuta encontró que Susan nunca se había enfrentado a sus situaciones más temidas. Puesto que estuvo viviendo en Inglaterra durante su programa de tratamiento, no tuvo oportunidad de visitar a sus padres que aún vivían en la ciudad natal. En lugar de ello, la terapia se había centrado en la exposición a objetos procedentes de la casa que Susan ya tenía en su poder y en situaciones que interferían con su vida cotidiana en Inglaterra. Estas situaciones incluyeron la confrontación con varias cajas de libros escolares de Susan que ella había colocado en el desván. También había varios utensilios de cocina que Susan había traído con ella desde Estados Unidos y que, por tanto, estaban contaminados. Los almacenó en un rincón apartado, para evitar el contacto con ellos.

El tratamiento de Susan en Inglaterra se dirigió a estos objetos, y ella aprendió a sentirse tranquila en su presencia. Otros objetos procedentes de su casa natal no constituían un problema actual para Susan, pues no se hallaban presentes en Inglaterra. No obstante, al regresar a Estados Unidos, tuvo que volver a enfrentarse a sus viejos miedos.

En la preparación de su segundo programa de tratamiento, se pidió a Susan que calificase su inquietud teniendo en cuenta una variedad de situaciones. Lo que más temía era entrar al desván de su casa natal. También temía usar las ropas de su madre y tocar los adornos navideños de la familia. El terapeuta obtuvo alguno de estos objetos de la casa natal de Susan: adornos, ropas de su madre, algunas de sus propias ropas que fueron dejadas en casa de sus padres, libros, cereal producido por la compañía de cereales de la ciudad y una chaqueta confeccionada por la fábrica de chaquetas de esa localidad.

Los dos primeros días del tratamiento estuvieron dedicados a enfrentarse a los objetos incluidos en su primer tratamiento, tales como los libros y los utensilios de cocina. Al tercer día el terapeuta llevó a su consulta una caja de cereal de la compañía de la ciudad natal de Susan. Susan llegó a sentirse abrumada por el miedo y se negó a tocar la caja. Gradualmente el terapeuta la tranquilizó y le pidió que tocase la caja, primero con un dedo, luego con otro. Hacia la mitad de la sesión, Susan comió un poco de cereal y se sintió relativamente tranquila. Ese día fue enviada a su casa cargando dos cajas de cereales, con la indicación de contaminar su casa con ellos y comer un poco una vez por hora durante el día.

A medida que el programa avanzaba, Susan comenzó a usar ropas de su madre y de su hermana, y algunas de sus propias ropas procedentes de su casa natal. Hacia el sexto día era capaz de tocar los adornos navideños. Resultó interesante comprobar que el hecho de tocar los adornos no la hacía sentir ansiosa, sino triste. Susan había temido la sensación de esa tristeza profunda porque le traía recuerdos desdichados de su ciudad natal, de la Navidad y de otras vivencias de la infancia.

Durante la segunda semana de tratamiento el terapeuta acompañó a Susan a su ciudad natal. Permanecerion durante horas en el desván mientras Susan continuaba recordando momentos desdichados de su niñez en esa casa. En el curso de la semana siguiente Susan visitó a su madre y se compró una chaqueta de la fábrica local.

Han transcurrido ocho años desde la fecha en que Susan se sometió al tratamiento. A veces experimenta unos pocos momentos de tristeza cuando contempla algunos de los objetos que posee procedentes de la ciudad en que nació. Su tristeza actual ya no tiene la intensidad de antes. Susan visita regularmente a sus padres y se desempeña con eficacia en un trabajo que le gusta.

El segundo tratamiento de Susan tuvo más éxito porque ella finalmente hizo frente a sus mayores temores, especialmente a las situaciones angustiantes en su ciudad de origen.

Usted debería tener presente este relato cuando diseñe su programa de autoayuda. Enfrentarse sólo a algunas de sus situaciones temidas no lo conducirá a una mejoría duradera. Aprender a manejar tranquilamente *todas* las situaciones temidas es esencial para su recuperación completa.

El tratamiento de los «verificadores» y los «repetidores»

En cierto modo, diseñar programas de tratamiento para los «verificadores» y «repetidores» requiere más creatividad e imaginación que hacerlo para los «lavadores».

Primero, es más difícil identificar las situaciones exactas que provocan ansiedad a los «verificadores». Para los «repetidores», a menudo no existen situaciones externas que precipiten la urgencia de ritualizar. Segundo, debido a la naturaleza de sus preocupaciones, es difícil generar situaciones en las cuales un «verificador» o «repetidor» permanezca angustiado durante un período prolongado de tiempo. Tercero, al contrario de los «lavadores» que siempre necesitan experimentar la urgencia de lavarse cuando se sienten contaminados, los «verificadores» difieren en su urgencia de ritualizar en situaciones aparentemente similares. Por ejemplo, los «verificadores» que temen que irrumpa en su casa un ladrón, verificarán en forma reiterada puertas y ventanas. No obstante, si visitan la casa de otra persona, no tendrán el impulso apremiante de verificar porque no se sienten personalmente responsables de una casa que no es la suya. Por consiguiente, es mucho más difícil dirigir el tratamiento de los «verificadores» en la consulta o clínica del terapeuta, donde con frecuencia no se manifiesta la urgencia de verificar. Los «verificadores» necesitan que gran parte de su terapia se realice en su propia casa o despacho, y la logística de disponer que un terapeuta visite al paciente en su casa o en su trabajo puede hacer más lento el proceso de tratamiento.

Como se describió anteriormente, los «verificadores» tratan de evitar las consecuencias catastróficas que pueden resultar de su negligencia. El centro de sus preocupaciones es la imagen de los desastres que pueden provocar. Puesto que tales desastres no pueden ser representados en términos reales, la práctica imaginaria se utiliza más a menudo con los «verificadores» que con los «lavadores». El tratamiento también se centra más en evitar el comportamiento de verificación (impedimento del ritual) que en la exposición. En el caso de los «lavadores» se dedica el mismo tiempo a ambos procedimientos.

DAVID. Para ilustrar el tratamiento de un «verificador», vamos a considerar el caso de David, cuyos síntomas se describieron en el capítulo 2. David temía matar a cualquier criatura viviente, le aterrorizaba el pensamiento de que podría dejar caer a su hija de dos años y causarle la muerte, y le preocupaba la posibilidad de atropellar a un peatón en forma inadvertida al conducir su coche.

El terapeuta pidió a David que estableciese una jerarquía de las catástrofes que temía. Lo que más le asustaba era provocar la muerte de su hija; a ello seguía el temor a causar la muerte de un peatón y luego venía el pensamiento de matar a un insecto.

El tratamiento de David comenzó mediante la confrontación de su preocupación menos inquietante: su miedo a matar insectos. En la primera sesión se le pidió que imaginase la siguiente escena: Él está caminando por un prado. Decide no vigilar sus pisadas como acostumbra hacer. De repente, mira hacia atrás y se da cuenta de que acaba de pisar un hormiguero. Comienza a sentirse terriblemente culpable porque sabe que pudo haber evitado esa destrucción. También se le pidió que imaginase que dejaba correr el agua del retrete y un momento más tarde advertía que una polilla viva estaba remolineando en el agua y finalmente se iba por las tuberías.

Cada una de las escenas duraron de quince a veinte minutos y fueron repetidas tres veces por sesión. Se pidió a David que se detuviese en todo detalle angustiante en cada imagen: lo mal que se siente cuando ve a alguna de las hormigas retorcerse y luego morir, lo culpable que llega a sentirse cuando observa a la polilla tratando en vano de batir sus alas en el agua, lo desconsiderado que ha sido con las criaturas de Dios, actuando como si él fuese más importante que los demás seres vivientes.

Después de tres sesiones imaginarias, David llegó a estar más tranquilo con la idea de provocar accidentalmente la muerte de insectos y su terapeuta pasó a su miedo a atropellar peatones. Durante el tratamiento, se pidió a David que imaginase que iba conduciendo por una autopista atestada de vehículos junto a cuyos arcenes se alineaban casas, mientras la gente cruzaba la calzada. De repente siente que el coche choca contra un bulto. Se pregunta si en realidad se trata de un bulto o de una persona. Decide no detenerse para verificar, sino alejarse del lugar. Cuando continúa su camino, un coche de la policía, con las luces encendidas y haciendo sonar la sirena, lo persigue. Es detenido por haber atropellado y causado la muerte a un hombre que era padre de cinco hijos, dándose a la fuga. Cuando la historia continúa, David pasa por un juicio en el cual se enfrenta a la viuda, quien le hace ver las consecuencias de su manera irresponsable de conducir. Se pidió a David que escuchase diariamente una grabación de cuarenta y cinco minutos de esta fantasía hasta que su nivel de angustia disminuyese considerablemente.

Finalmente, se introdujeron las imágenes más alarmantes, que representaban a David dejando caer a su hija sobre un suelo de hormigón, provocándole la muerte. Cuando esta escena se desarrolla, su esposa y sus padres están en el funeral, acusándolo de matar a su hija, y su padre le dice: «Siempre supimos que eras un irresponsable».

Simultáneamente a esta práctica imaginaria, se pidió a David que afrontase situaciones reales que activasen su urgencia de verificar. Esto incluía dejar correr el agua del retrete sin verificar si había insectos, irse a la cama sin comprobar puertas y ventanas, y abandonar la cocina después de encender el horno.

Muchas personas tienen poca preocupación respecto de dejar un horno con un programador automático mientras están en el trabajo, pero David luchaba con la tarea como si estuviese encendiendo una antorcha en su casa. Durante las sesiones especiales llevadas a cabo en casa de David, él encendió el horno, abrió los grifos y los dejó goteando, y luego salió de la casa durante media hora para dar un paseo en compañía de su terapeuta.

Durante algunas de las sesiones del tratamiento, David condujo su coche con el terapeuta como pasajero. Se le indicó que evitase mirar por el espejo retrovisor o verificar de cualquier otra manera, limitándose a avanzar por una carretera al azar. (Al principio David no se sintió ansioso cuando condujo en compañía del terapeuta sin verificar, porque mentalmente atribuyó la responsabilidad de cualquier desastre al terapeuta. Argumentó que si realmente atropellaba a alguien, el terapeuta nunca permitiría que la víctima sangrase hasta morir. Tal estrategia mental hizo fracasar el propósito terapéutico de la práctica. Por lo tanto, en las futuras sesiones de conducción con David, el terapeuta mantuvo los ojos cerrados.)

También se introdujo la exposición para tratar el miedo de David de dejar caer a su hija. David llevó a su hija de uno a otro lado por suelos de hormigón durante períodos prolongados de tiempo, especialmente cuando la niña estaba dormida.

Después del tratamiento de tres semanas, David comenzó a funcionar normalmente otra vez. Tres años más tarde, en su última revisión de seguimiento, David informó que su verificación duraba de unos cinco a diez minutos por día. Esto implicaba asegurarse de que las ventanas y puertas en el trabajo estuviesen bien cerradas, pues él era la última persona en abandonar la oficina cada día, y en comprobar que la puerta del jardín y la puerta principal de la casa tuviesen el cerrojo echado por la noche. David sentía que esta verificación no era exagerada, y se mostraba satisfecho con los resultados de su tratamiento.

MIKE. Mike era un contable de treinta y siete años que sufría de los rituales de verificación desde los dieciséis años. La mayoría de sus preocupaciones eran las típicas de los «verificadores». Cuando estaba en casa, pasaba mucho tiempo en la cocina, verificando el horno y los artefactos eléctricos. También verificaba para asegurarse de que las luces estuviesen apagadas en toda la casa. Y antes de abandonar la casa, verificaba y volvía a verificar minuciosamente las puertas y ventanas. Sólo la verificación de la puerta principal de la casa antes de marcharse para el trabajo cada mañana implicaba un ritual de media hora.

Salir del coche también activaba la urgencia de Mike a verificar. Tenía que asegurarse de que las luces quedasen apagadas, que estuviese puesto el freno de mano, que las ventanillas estuviesen cerradas, que las puertas quedasen trabadas y que la caja de cambios no estuviese ni en primera cuando el coche estaba cuesta arriba, ni en marcha atrás cuando el vehículo se hallaba cuesta abajo. Por consiguiente, entre abandonar su casa por la mañana y dejar su coche en el aparcamiento, Mike pasaba casi una hora dedicado a rituales de verificación. Inevitablemente llegaba tarde al trabajo, lo cual le provocaba numerosos problemas añadidos.

Cuando se le pidió que hiciese una lista con sus preocupaciones y las ordenase en función del grado de angustia que le provocaban, Mike presentó la siguiente:

Abandonar la casa, sin verificar las luces, durante media hora: 40

Dejar el coche durante cinco minutos sin verificar: 55

Salir de la cocina sin verificar el horno y los artefactos eléctricos: 65

Abandonar la casa para irse al trabajo, verificando la puerta sólo una o dos veces: 85

Dejar el coche en el aparcamiento durante todo el día, verificándolo todo sólo una vez: 95-100

Para los «verificadores», la exposición incluye automáticamente el impedimento del ritual. (Si usted no elimina la verificación, la práctica de la exposición deja de tener sentido.) El tratamiento de Mike incluyó dejar cada situación después de verificar sólo una vez o no verificar en absoluto, luego media hora más tarde regresar y repetir el proceso. Así, Mike aprendió que no se producía ningún desastre cuando él descuidaba verificar las puertas y ventanas de su casa, o las ventanillas y los frenos del coche.

Al mismo tiempo que Mike iba aprendiendo gradualmente a dejar situaciones sin verificar más de una vez, el terapeuta le pidió que crease cinco escenas describiendo catástrofes que temía sucediesen si él no verificaba en forma adecuada. En la primera escena, Mike imaginó que deliberadamente decidía no verificar el horno y los artefactos eléctricos. Esto provocaba que la casa se prendiese fuego y fuese destruida por las llamas porque los bomberos no llegaron a tiempo. La segunda escena implicaba abandonar la casa sin verificar puertas y ventanas porque él decide, a expensas de su intención de ser responsable, liberarse de sus síntomas OC. Un ladrón entra a la casa mientras él está ausente y roba todos los objetos de valor de la familia, que no estaban asegurados. Su esposa lo castiga, sus padres se avergüenzan de él y su familia sufre penurias económicas. Una tercera escena implicaba dejar el coche sin verificar. Un niño logra entrar en el coche, suelta el freno y resulta seriamente lesionado cuando el coche choca contra un árbol. Los padres del niño llegan al hospital y acusan a Mike de ser el responsable del accidente de su hijo.

Cinco años después de su programa de tres semanas, Mike continúa disfrutando su vida con su familia y ha llegado a tener más éxito en manejar sus asuntos contables. Experimenta alguna dificultad con su coche; todavía necesita verificarlo durante unos cinco minutos antes de dejarlo durante el día. El resto de sus obsesiones y rituales ha desaparecido.

RICHARD. El tratamiento de Richard, el «verificador» tratado en el capítulo 2 que temía escribir en sus cheques: «Soy un impostor» fue directo. Consistió en la exposición y en el impedimento del ritual. Puesto que él se atormentaba cada vez que pensaba en escribir un cheque, independientemente del lugar en que se hallase, gran parte de su tratamiento tuvo lugar en la consulta del terapeuta.

El tratamiento consistió en pedir a Richard que extendiese cheques a un montón de personas, y luego los firmase con la frase «Soy un impostor» en vez de poner su nombre. En este caso, parte del desastre que temía llegó a ser verdad. El terapeuta le pidió que pusiese cada cheque dentro de un sobre, lo enviase a la persona en cuestión, y entregase el sobre cerrado al terapeuta. Entregaría todos los sobres sin saber lo que el terapeuta haría con los cheques.

Richard daba por sentado que el terapeuta no enviaría esos cheques por correo, pero al mismo tiempo no estaba seguro de que se los devolvería. Por lo tanto, esos cheques aparecían con insistencia en su mente, pero ya no estaban en su poder. Podían perderse o ser enviados por correo accidentalmente. Estos pensamientos, que se produjeron durante las sesiones de tratamiento, estimularon sus obsesiones y le obligaron a hacer frente a sus peores miedos. Hacia el final de su tratamiento de tres semanas, Richard estaba prácticamente libre de todas sus obsesiones y compulsiones.

NANCY. Vamos a ver cómo estos principios se aplican al tratamiento de los «repetidores», ocupándonos del caso de Nancy. Según se recuerda a partir del capítulo 2, Nancy solía vestirse y desvestirse cientos de veces al día con el objeto de proteger a los miembros de su familia de morir en un accidente. En el tratamiento el terapeuta pidió a Nancy que se entregase a pensar: «Oh, Dios mío, ¿qué sucederá si mi esposo sufre un accidente en este momento?», y luego se sentase tranquilamente a considerar la posibilidad de que su esposo realmente había muerto en un accidente. Se le pidió que imaginase que el accidente se había producido por su culpa. Ella pudo haberlo salvado vistiéndose y desvistiéndose, pero estaba tan centrada en ocuparse de sí misma y tratando de liberarse de su comportamiento ritual que lo había dejado morir. Por supuesto, durante estas sesiones de tratamiento se impidió a Nancy vestirse y desvestirse. Después de exposiciones repetidas a estas imágenes, Nancy pudo pensar en que su familia se veía afectada por un accidente sin experimentar la urgencia de vestirse y desvestirse.

El tratamiento de los «acumuladores» y los «ordenadores»

No es frecuente que los «acumuladores» y «ordenadores» busquen tratamiento porque, en su mayor parte, no perciben sus rituales, en el caso de los «acumuladores» coleccionar objetos y en el de los «ordenadores» ordenarlos, como una actitud generadora de inconvenientes excesivos. No obstante, a menudo los síntomas ocasionan molestias a sus familiares y amigos. Por ejemplo, los «ordenadores» pueden estar reprendiendo constantemente a sus hijos por alterar el orden prescrito para los objetos hogareños. Del mismo modo, los «acumuladores» pueden llenar sus casas con cachivaches, agobiando a los miembros de la familia. A menudo las familias de los «acumuladores» y «ordenadores» los presionan para que se sometan a tratamiento.

Los rituales para los «acumuladores» y «ordenadores» son activados cuando advierten que determinados objetos están fuera del lugar correspondiente, o ya no forman parte de su colección. El programa de tratamiento para estos dos tipos de obsesivo-compulsivos implica confrontar esas situaciones y practicar el impedimento del ritual. Si usted es un «acumulador» o un «ordenador» y quiere liberarse de sus síntomas, después de leer el caso de Donna se dará cuenta de que puede diseñar su propio programa de autoayuda sin mayor dificultad.

DONNA. Donna, mencionada en el capítulo 2, ejecutaba los dos rituales, el de acumular y el de ordenar, por lo que su caso puede ejemplificar cómo se tratan ambos. El tratamiento tuvo lugar principalmente en su casa. El terapeuta se aplicó a desordenar concienzudamente el apartamento de Donna con el propósito de que ella no pudiese encontrar la mayoría de las cosas que buscaba. En el caso de Donna, su miedo principal consistía en no ser capaz de tolerar la angustia causada por una casa desorganizada. No obstante, hacia el final de las tres semanas de exposición a un apartamento desordenado, su angustia disminuyó y a partir de entonces el desorden dejó de inquietarla. En esa fase del tratamiento, Donna no temía recibir visitas en su casa, puesto que ya no le preocupaba que el orden de su apartamento se viese alterado.

El tratamiento de su compulsión a acumular objetos fue aplazado durante cuatro días para permitir a Donna que se acostumbrase a vivir en un apartamento desorganizado. Como se recordará, a los «acumuladores» les preocupa la posibilidad de llegar a necesitar un objeto específico y no poder disponer de él por haberlo tirado. Es casi imposible diseñar un tratamiento que les demuestre que no necesitarán ese objeto, pues ellos imaginan que podrían transcurrir años antes de que realmente llegue ese momento. En cambio, deben adoptar la actitud de que no sucederá ningún desastre si no tienen ese objeto. Al proceder de este modo, estarán en condiciones de aceptar el riesgo de que un día, diez años más tarde a partir de ahora, realmente necesitarán ese artículo especial que tiraron años atrás. Este aprendizaje se produce a través de la habituación: cuanto más tiempo pasen afrontando directamente su ansiedad, menos ansiosos llegarán a sentirse.

Al principio Donna se mostró horrorizada ante la idea de tirar cosas y dejar de acumularlas. Por lo tanto, en esta fase del tratamiento el terapeuta se dirigió a casa de Donna, se sentó junto a ella y la ayudó a tirar algunas de las colecciones que había guardado durante años. Comenzaron con los libros de bolsillo, pues eran los menos importantes para ella, y terminaron con las revistas y los periódicos. Después de tres semanas de realizar esta práctica se produjo la habituación, y Donna experimentaba sólo una leve angustia cuando tiraba las cosas. Todavía no estaba segura acerca de la posibilidad de llegar a necesitar parte de sus colecciones en el futuro, pero podía tolerar la incertidumbre. La experiencia de desechar objetos ya no la aterrorizaba.

El tratamiento de los «ritualizadores mentales»

El tratamiento que implica el impedimento del ritual funciona mejor con rituales tales como verificar, lavar u ordenar que con los rituales mentales. Esto se debe a que un ritual de comportamiento puede ser más fácilmente controlado que un ritual mental. Por ejemplo, usted puede sentir la urgencia de lavarse, aunque puede permanecer alejado de un grifo y no lavarse hasta que la urgencia desaparezca. También puede pedir ayuda para distraerse si la urgencia llega a ser muy intensa. De hecho, los terapeutas alientan a los pacientes a elegir a una persona que le brinde su respaldo y permanezca junto a ellos durante el tratamiento, y los distraiga cuando la urgencia llegue a ser extrema. No obstante, con los rituales mentales, tales como rezar, repetición de palabras o números, el obsesivo-compulsivo tiene mucho menos autocontrol. Incluso con las mejores intenciones, el OC suele decir que los rituales emergen en su mente automáticamente.

Unas instrucciones específicas pueden evitar tales compulsiones. Éstas incluyen detener de inmediato el pensamiento repetitivo tan pronto como se toma conciencia de ello. Entonces la persona rememora deliberadamente un pensamiento obsesivo. En respuesta a su pensamiento negativo, volverá a sentirse compelido a comenzar a repetir un pensamiento «bueno». Empero, esta vez se abstiene intencionalmente de entregarse a tal compulsión. De este modo, aun cuando comience a obsesionarse en forma accidental, tiene oportunidad de practicar el impedimento del ritual.

Un ejemplo es Bob, cuyo caso se trató en el capítulo 2, quien rezaba repetidamente pidiendo perdón por si había ofendido a otras personas de manera inadvertida. Cuando se descubría rezando espontáneamente de una manera ritual, el terapeuta le pedía que pensase de inmediato en una situación en la que él ofendía a alguien. En lugar de rezar, se le instruyó a pensar: «Bueno, así son las cosas. He ofendido a alguien, y tendré que asumir las consecuencias». Entonces Bob debía imaginar el grado de ofensa y enojo sentido por la otra persona. Esto le daba una oportunidad para afrontar su angustia en vez de reducirla mediante la plegaria.

Otra técnica de ayuda para impedir los rituales mentales, además de la que describiremos en el capítulo siguiente, es tomar nota de los pensamientos obsesivos o verbalizarlos una y otra vez durante un período prolongado de tiempo. El acto de escribir o recitar es incompatible con entregarse a rituales mentales y de este modo reduce la probabilidad de que se produzcan espontáneamente. El añadido de la técnica de la escritura y la vocalización al tratamiento de Bob le ayudó a superar sus rituales mentales.

Los ejemplos que hemos descrito ilustran la terapia profesional de mayor éxito conocida por los ritualizadores obsesivo-compulsivos. El terapeuta le ayuda cuando usted diseña y comienza a practicar su propio programa de autoayuda, según se indica en el capítulo siguiente.

8. Su programa de autoayuda de tres semanas

Este capítulo le ayudará, en forma paulatina, a diseñar su programa personal de tres semanas. Comenzaremos explicando qué se necesita para prepararse para semejante empeño intensivo, y le ofreceremos unos alineamientos generales para iniciar su programa. A continuación, trazaremos cinco programas específicos para los rituales principales: lavar y limpiar, verificar y repetir, ordenar, acumular y rituales mentales. Al final del capítulo explicaremos cómo realizar ajustes en su programa si padece más de un tipo de ritual. También le enseñaremos a responder a los reveses durante el desarrollo de su programa y cómo continuar controlando sus síntomas después de haberlo terminado.

El programa de autoayuda que se describe requiere una determinación y un compromiso fuertes desde el inicio. Éste es el momento para hacer una pausa, efectuar una atenta mirada introspectiva y preguntarse: «¿Estoy *realmente* dispuesto a liberarme de mis síntomas? ¿Estoy dispuesto a invertir considerable tiempo y esfuerzo durante las próximas tres semanas con el objeto de recobrar el control sobre mi vida?». Como le dirán los obsesivo-compulsivos recuperados en el capítulo 10, éste es un programa sumamente efectivo, pero sólo funcionará si usted está preparado para llevarlo a cabo. Es importante que no comience el programa hasta que no esté plenamente comprometido a experimentar por lo menos diez días de intensa inquietud. Es posible que en ocasiones tenga que practicar estas técnicas de manera continuada durante ocho o diez días seguidos antes de comenzar a observar que su angustia disminuye. Cuando lo haga, su urgencia por ritualizar será más fácil de resistir.

El programa de tres semanas brinda una oportunidad para que usted aprenda que *puede* controlar sus obsesiones y compulsiones. Cuanto más a menudo y más tiempo se exponga a las situaciones que lo angustian, más rápido conseguirá liberarse de sus

154

síntomas. Aproveche toda oportunidad que se le presente para hacer frente a sus preocupaciones y obsesiones, y aprenda a quebrantar su hábito bien consolidado de evitar esas situaciones.

Tenga presente que los primeros días del programa son los más duros, existiendo la posibilidad de que no sean tan difíciles como usted imagina. Ésa fue la experiencia de muchos de los pacientes incluidos en el capítulo 10. Para la mayoría de los obsesivo-compulsivos, los primeros días son bastante duros, y necesitan toda la ayuda y apoyo que puedan recibir.

Prepararse para su programa de autoayuda

Como probablemente ya supone, el programa llegará a ser el centro de su vida durante tres semanas. Usted necesita preparar su entorno minuciosamente para maximizar los beneficios. A continuación se indican varias sugerencias que puede seguir:

1. Redistribuya sus compromisos cotidianos. El programa de tres semanas absorberá gran parte de su tiempo. Necesitará reducir las actividades externas que son parte de su estilo de vida. Incluso puede encontrar útil tomarse unas vacaciones en el trabajo y disponer que alguien se ocupe del cuidado de los niños.

2. Prepare a su familia y a sus amigos. Su familia o amigos pueden haber llegado a ser una parte central de sus obsesiones y rituales. Si usted es un «lavador», tal vez no sólo le preocupe caer enfermo a causa de la contaminación, sino también que sus hijos y su cónyuge contraigan alguna enfermedad. Podría temer que ellos, al no ser tan cuidadosos como usted, contaminen la casa y, por consiguiente, le causarán inquietud y enfermedad. En tal caso, probablemente usted ha tratado de controlar el comportamiento de los integrantes de su familia así como también el suyo. Muchos «lavadores» piden a sus hijos que se laven las manos más a menudo de lo necesario, exigen que sus cónyuges dejen sus zapatos de calle en la puerta de entrada de la vivienda, o prohiben a sus hijos traer amigos a casa.

Existen otros modos en que podría implicar a su familia en sus síntomas. Tal vez usted, como hacen muchos «lavadores», pide repetidamente a los demás que le aseguren de que lavó o limpió lo suficiente, o que no tocó algo contaminante. Tales demandas agravan su problema y deberá ponerles término.

155

Obviamente, el programa de tres semanas no puede tener éxito sin el acuerdo de los miembros de la familia para ayudarle a cambiar algunos de los modos en que han estado respondiendo a sus síntomas. Específicamente, usted y su familia necesitan adoptar las siguientes pautas:

- *Los miembros de la familia deberían dejar de ayudarle a ejecutar sus rituales.* Por ejemplo, los cónyuges deberían negarse a verificar puertas y artefactos eléctricos repetidamente, o llevar la cuenta del número de veces que usted alterna las manos cuando se las lava.
- *Los miembros de la familia deberían dejar de ejecutar cualquier ritual debido a sus obsesiones.* Usted debería instruir a sus hijos para que se nieguen a su exigencia de lavarse en forma excesiva o tomarse la temperatura de manera reiterada. Si sus hijos son pequeños, su cónyuge debería ocuparse de la rutinas que han sido el centro de sus compulsiones.
- *Los miembros de la familia deberían acordar que sus demandas de seguridad no serán admitidas.* Cuando usted formule preguntas tales como: «¿Toqué el asiento del retrete?», «¿Tengo un bulto en el cuello?» o «¿Debería telefonear al Centro de Control de Toxicidad?», su familia debería responder diciendo: «Todos nos hemos puesto de acuerdo en no responder a esa pregunta».

Ya sea que viva con su cónyuge e hijos, con sus padres o con un amigo, siga estos principios. Si vive solo, piense acerca de si implica a determinados individuos en sus rituales, o busca que ellos reafirmen sus obsesiones. Si la respuesta es sí, le aconsejamos que les informe del programa que ha planificado y que repase con ellos los principios precedentes.

3. Elija a gente dispuesta a colaborar para ayudarle en su práctica. Durante el programa de tres semanas, es probable que a veces llegue a sentirse bastante angustiado, especialmente cuando sienta intensas urgencias de ritualizar. Asegúrese de obtener ayuda por parte de un miembro colaborador de la familia, o de un amigo íntimo que entienda sus problemas y comprenda las exigencias de este programa. Una relación que le brinde colaboración y aliento hará que estos momentos angustiantes sean más fáciles de soportar. A menudo, una misma persona no puede estar

156

disponible en todo momento, por lo que quizá quiera comprometer a más de un familiar o amigo en este papel.

Es importante que comparta los detalles del programa con las personas que sustenten sus esfuerzos, especificando las responsabilidades que les corresponden. Éstas deberían ser formuladas por escrito y suministradas a cada persona implicada en su práctica. Si es posible, determine el tiempo exacto que las personas que le brinden apoyo deberán estar disponibles para ayudarle cada día. Cada una de ellas debería estar en condiciones de dedicar un mínimo de dos horas por día a lo largo del período de tres semanas para ayudarle a practicar.

Tenga en cuenta estos principios para seleccionar a las personas que le brindan apoyo:

- Deberían ser cálidas y alentadoras.
- Deberían estar dispuestas a sugerir y participar en actividades que lo distraigan de su urgencia de ritualizar, por ejemplo: dar una caminata, trabar una conversación, salir de compras o ir al cine.
- No deberían apelar a la coacción ni hacer comentarios burlones si lo encuentran entregado a la ejecución de sus rituales. En vez de ello, deberían recordarle su compromiso y ayudarle a dedicarse a actividades distractivas.
- Igual que los miembros de su familia, las demás personas que le brinden apoyo no deberían reafirmar sus preocupaciones obsesivas, ni ayudarle a ejecutar sus rituales.

Las tres técnicas de su programa de autoayuda

En los capítulos anteriores tratamos las tres partes del programa de tratamiento para los ritualizadores obsesivo-compulsivos. En su programa de autoayuda utilizará esas mismas técnicas, por lo que vamos a repasarlas brevemente. La primera es la *exposición*. Esto significa simplemente que usted se enfrentará directamente a las situaciones que le causan angustia, ansiedad, vergüenza, aversión u otras emociones negativas. Necesita hacer frente a situaciones que provocan su urgencia de entregarse a acciones compulsivas.

La segunda parte de este programa es la *práctica imaginaria*. Esto significa que usted imaginará circunstancias que teme que ocurran si no ha ritualizado lo suficiente (usted identificó tales imágenes en el capítulo 3). Durante la exposición y la práctica imaginaria, su angustia disminuirá gradualmente a medida que usted se acostumbre a confrontarse a sus miedos. Este proceso recibe el nombre de *habituación*.

La tercera parte es el *impedimento del ritual*. Esto significa que mientras usted sigue el programa no se entregará a los comportamientos compulsivos enumerados en el capítulo 3. Las instrucciones acerca del impedimento del ritual varían de un ritual a otro. Las describiremos cuando presentemos los programas de autoayuda para cada ritual específico.

Es importante que incluya en su programa de autoayuda los tres procedimientos: exposición, práctica imaginaria e impedimento del ritual. Los estudios llevados a cabo en el Center for the Treatment and Study of Anxiety del Medical College de Pensilvania demuestran que las tres partes son esenciales para tener éxito. Hemos descubierto que las personas que se entregan sólo a uno de estos procedimientos tuvieron poca mejoría y que esa mejoría generalmente no fue duradera.

PRINCIPIOS PARA LA EXPOSICIÓN Y LA PRÁCTICA IMAGINARIA. A continuación se indican diez principios para ayudarle con la exposición y la práctica imaginaria:

1. Comience por volver a las Tablas 1 y 2 del capítulo 3 (páginas 70 y 71), y repase las situaciones y pensamientos que provocan su angustia.

2. Empiece su programa con situaciones que evoquen una inquietud de un nivel de «aprox. 50.» A medida que el programa avance, procederá a subir gradualmente hasta los apartados que le provocan el nivel más elevado de inquietud.

3. Cada vez que practique, enfréntese a una situación o imagen determinada hasta que su nivel de inquietud disminuya por los menos a la mitad.

4. Practique una y otra vez con cada situación o imagen determinada hasta que su inquietud disminuya de manera significativa. En ese momento puede pasar al siguiente apartado en orden ascendente en su lista.

5. Practique diariamente, con sesiones que duren por lo menos una o dos horas. Los estudios han descubierto reiteradamente que las exposiciones prolongadas son mucho más efectivas que las cortas. Por consiguiente, es mejor que su exposición sea continua y no resulte interrumpida. Si us-

ted se enfrenta a una situación angustiante en segmentos de tiempo de cinco minutos cada vez, su angustia no disminuirá mucho, aun cuando su tiempo total de exposición sea de una o dos horas. Por lo tanto, asegúrese de que su práctica de la exposición sea continua. Una regla de oro: no finalice una práctica de exposición hasta que su inquietud no se reduzca al menos a la mitad.

6. Utilice las Tablas 9 y 10 de las páginas 162 y 163 para observar cada práctica de exposición. Tome nota de la situación, objeto o imagen que practicó ese día y observe periódicamente su nivel de angustia.

7. Si su inquietud ante una situación o imagen determinada no disminuye durante el tiempo establecido, entonces practique esta situación un día adicional y, si es posible, añada otra hora a su práctica de exposición.

8. Una vez que su nivel de angustia se mantiene consistentemente bajo durante varios días ante una situación o pensamiento particular, no necesita continuar practicándolo regularmente.

9. Continúe el programa hasta que haya afrontado con éxito las situaciones o imágenes más angustiantes de su lista. Si no se enfrenta a las situaciones que originan la angustia más elevada, lo más probable es que pierda los logros que consiguió durante el programa.

10. Asegúrese la colaboración de amigos o familiares que le brinden apoyo toda vez que sienta que tal ayuda va a animarlo a trabajar con mas ahínco.

Pautas especiales para la práctica imaginaria. Existen tres circunstancias en que la práctica imaginaria resultará de especial ayuda. La primera es cuando usted quiere hacer frente a los desastres que imagina ocurrirán si no rituliza lo suficiente. Si no puede efectuar una exposición directa que genere esas imágenes y pensamientos, entonces recurra a diseñar una práctica imaginaria. Una segunda razón para la utilización de la imaginación es que la situación generadora de angustia no se halle fácilmente disponible para la exposición. Por ejemplo, si usted se siente contaminado por un apartamento específico en una ciudad en la que ya no vive, será provechoso practicar imaginándose en ese apartamento (aunque su programa debe incluir finalmente una visita a tal lugar). La tercera razón para el empleo de tal fantasía es prepararlo para la exposición. Algunas personas que tienen mucho miedo a enfrentarse a una situación real, encontrarán que les resulta útil practicar primero imaginándose en medio de esa situación.

Cuando esté dispuesto a comenzar la práctica imaginaria, a continuación le indicamos las pautas a seguir. Disponga de un grabador y de una cinta virgen de cuarenta y cinco minutos de duración, como mínimo. Le recomendamos un casete portátil con audífono, pues ello le permite desplazarse mientras practica. Repase la Tabla 3 del capítulo 3 (página 73). Tome las cinco circunstancias más angustiantes de esa lista de ocho. Comience con la menos angustiante de las cinco y escriba un relato de cuatro o cinco páginas sobre esa consecuencia. Le resultará más fácil escribir este relato si imagina que realmente está en una situación susceptible de conducir a esa catástrofe. Imagine que está en la escena y decide no ritualizar. Ahora escriba su relato sobre los acontecimientos terribles que sucederán a continuación. En las páginas 161-162 se da como ejemplo el relato de una mujer.

Ahora usted está preparado para grabar su relato. Léalo varias veces detenidamente; reflexione sobre los detalles. Luego cierre los ojos e imagine que la historia que ha escrito está sucediendo realmente en ese momento. Ponga en marcha el grabador y cuente la historia al micrófono en tiempo presente. No lea directamente de las páginas que ha escrito. Permanezca con los ojos cerrados y describa en detalle exactamente lo que sucede en su historia: lo que está ocurriendo a su alrededor, qué medidas toma y qué desastres terribles le suceden a usted y a quienes le rodean debido a que no ha ritualizado en forma adecuada.

LOS PASOS DE LA PRÁCTICA IMAGINARIA

1. Repase las cinco circunstancias más angustiantes de la Tabla 3 del capítulo 3.
2. Escriba un relato explícito, detallado (de cuatro a cinco páginas) de la menos angustiante de estas cinco consecuencias.
3. Grabe este relato en una cinta magnetofónica.
4. Escuche la grabación dos veces seguidas (unos cuarenta minutos) cada día, hasta que ya no le provoque una ansiedad significativa.
5. Luego repita este mismo proceso para la siguiente consecuencia negativa menos angustiante de su lista.

Cuanto más detalles incluya en el relato y con mayor exactitud describa el nivel de su malestar, más probable será que este procedimiento le ayude. Llegue a implicarse en la historia e imagine que es real. De este modo, cuando la escuche más tarde, mayor será la probabilidad de que llegue a angustiarse tanto como lo haría en la situación real. Y éste es el objetivo: asegurar que se sienta angustiado mientras escucha la grabación. Al hacerlo, se habituará a sus imágenes y pensamientos catastróficos, y éstos disminuirán.

Antes de comenzar la grabación, utilice un cronómetro automático programable, concediéndose un tiempo de veinte minutos a fin de poder concentrarse en imaginar su historia y registrarla sin tener que estar pendiente del reloj. Escuche esta grabación durante cuarenta minutos por día como mínimo, todos los días, hasta que le provoque muy poca angustia. Una vez que ello suceda, pase a la siguiente circunstancia más angustiante y siga estas mismas instrucciones.

EJEMPLO DE GUIÓN IMAGINARIO PARA UN «LAVADOR»

Estoy sentada en una silla. La puerta se abre y mi madre entra a la casa. Se introduce en la habitación, me ve y dice: «Estoy contenta de verte. Ha pasado mucho tiempo». Se acerca a mí y me toca. Quiere abrazarme. Mi madre se asombra porque le permito que me abrace y dice: «No puedo creer que pueda volver a abrazar a mi hija». Ahora siento la contaminación esparcirse por todo mi cuerpo. Puedo sentir sus manos sobre mi espalda. Y comienzo a tener la sensación de que la contaminación no se irá nunca. Nunca podré quitármela. Me gustaría que mi madre se marchase, y quiero darme una ducha o un baño a fin de poder volver a sentirme limpia. No puedo decir nada. No puedo moverme; estoy abrumada por la sensación de ser contaminada. Mi madre permanece de pie a mi lado, sosteniéndome una mano y yo puedo sentir cómo llega a ser incluso más contaminante. Quisiera que me soltase la mano. Ella me pregunta: «¿Tienes miedo de mí?», y a mí me gustaría explicarle cuánto miedo le tengo, pero no digo nada. Sólo puedo dejar que me sujete la mano y me abrace. Le permito sentarse a mi lado, muy cerca, y ella está contaminándome. Puedo sentir la contaminación por todo mi cuerpo. Desearía poder salir corriendo y gritando, y no volver a estar en contacto con ella nunca más. Sin embargo, permanezco aquí, permanezco a

161

su lado mientras ella me contamina más y más. Siento unos puntos ardientes en mi espalda y en mis manos. Es la sensación de contaminación, subiendo lentamente por mis brazos, por mi rostro, difundiéndose por todo mi cuerpo.

Trato de no mover el brazo para asegurarme de que las partes aún no contaminadas permanezcan limpias. Pero la contaminación se extiende por todo mi cuerpo. Mi madre sigue junto a mí, sin dejar de contaminarme. Me contamina más y más. Me dice algo, pero no puedo escucharla. Estoy tan inquieta, que el corazón me late con fuerza, a un ritmo más acelerado. Siento como si fuese a desvanecerme. Empero, algo me obliga a permanecer ahí y escucharla. Me gustaría correr hasta la habitación contigua, pero me doy cuenta de que tengo que enfrentarme al hecho de que ya no puedo eludir a mi madre. Me siento atrapada. Mi madre no se irá nunca, va a contaminarme para siempre, más y más. Nunca volveré a sentirme libre. Tengo la urgencia de abandonar el cuarto y de olvidar todo acerca de mi madre. Pero su contacto está en todo mi cuerpo.

Realizar una grabación de su práctica de exposición. Es bien conocido el hecho de que la información acerca del resultado de una experiencia ayuda a que una persona aprenda una nueva habilidad. Por consiguiente, es importante que usted observe constantemente su avance durante la práctica. Las Tablas 9 y 10 están diseñadas para facilitarle esta tarea.

Utilice la Tabla 9, que se incluye a continuación, cuando practique la exposición. Aquí se le pide que califique su nivel inicial de angustia, repitiendo la operación cinco minutos más tarde y, luego, cada diez minutos durante los primeros cuarenta y cinco minutos. A partir de ese punto, determine el nivel de su angustia cada quince minutos.

TABLA 9:
NIVELES DE ANGUSTIA DURANTE LA EXPOSICIÓN

Fecha _____	Día n.º _____
Nivel inicial de angustia (0-100) _____	
Impulso inicial de ritualizar (0-100) _____	
Descripción de la exposición _____	

Durante la Sesión de Práctica, clasifique su nivel de angustia (0-100):

Nivel inicial de angustia _____	A 1 hora _____	
A los 5 minutos _____	A 1 hora 15 min. _____	
A los 15 minutos _____	A 1 hora 30 min. _____	
A los 25 minutos _____	A 1 hora 45 min. _____	
A los 35 minutos _____	A las 2 horas _____	
A los 45 minutos _____	Al final de la sesión _____	

La Tabla 10 está diseñada para ayudarle a verificar su avance durante la práctica imaginaria. Observe que en esta tabla sólo le pedimos que anote tres evaluaciones. Esto se debe a que no queremos evaluar su angustia durante la práctica imaginaria; ello puede interferir en su concentración en la fantasía y, en consecuencia, reducir la efectividad de la práctica. Al final de cada práctica imaginaria, complete la tabla. Recuerde lo mejor que pueda cuán angustiado estuvo en los primeros cinco minutos, cuál fue su nivel de angustia más elevado durante la práctica y cuán angustiado estaba al final. Escriba estos tres números en la tabla utilizando una escala de 0 a 100.

TABLA 10:
NIVELES DE ANGUSTIA DURANTE LA PRÁCTICA IMAGINARIA

Fecha _____ Día n.º _____
Nivel inicial de angustia (0-100) _____
Impulso inicial de ritualizar (0-100) _____
Descripción de la exposición _____

Al final de la sesión, evalúe su nivel de angustia:
Durante los primeros cinco minutos _____
En el nivel máximo _____
Al final _____

Programa de autoayuda para los rituales de lavar y limpiar

Si usted tiene preocupaciones acerca de la contaminación que lo conducen a rituales de lavar y limpiar, el mejor enfoque de autoayuda a adoptar es la exposición y el impedimento del ritual.

CÓMO DISEÑAR SU EXPOSICIÓN. Repase la lista de las diez situaciones más angustiantes que identificó en la Tabla 1 del capítulo 3 (página 70). Utilice esta lista como un plan para su programa.

El *primer día* siga estos tres pasos:

Paso 1. Comience por localizar la situación u objeto que clasificó como «aprox. 50» en su lista (moderadamente angustiante). Coloque las manos sobre el objeto o superficie contaminante. Esta experiencia podría resultarle muy angustiante. Pero no quite sus manos hasta que comience a experimentar una reducción significativa de su inquietud, o hasta que concluya su tiempo de práctica. Tal vez quiera utilizar el tiempo de exposición para practicar sus técnicas breves de relajación, la Respiración Tranquilizadora y la Cuenta Tranquilizadora, que se presentaron en el capítulo 5 (páginas 100-102). Otro modo de ayudarse a soportar la angustia es llevar con usted una tarjeta en la que haya escrito estas dos frases:

1. La ansiedad no dura eternamente. Mientras continúe permaneciendo en la situación, mi ansiedad disminuirá.
2. La probabilidad de ser perjudicado por esta acción es insignificante.

Al comenzar esta práctica, tenga presente que no puede experimentar mejorías inmediatas. Algunas personas necesitan varias horas de exposición antes de advertir un cambio en sus reacciones; a otras les basta con unos pocos días. Persevere en su práctica y usted también superará el punto crítico de su ansiedad.

Paso 2. Ahora pásese las manos por los cabellos, el rostro, los brazos y las piernas. En síntesis, contamine todo su cuerpo. Al esparcir la contaminación de esta manera probablemente su angustia aumentará. *Tenga presente que su angustia disminuirá.* Continúe contaminando su cuerpo hasta que se sienta menos angustiado de manera significativa, aproximadamente en los niveles 30 a 40 de su escala de angustia.

Para algunas personas, la ansiedad no disminuirá de modo significativo en los períodos de práctica de los primeros días. Si esto ocurre con usted, simplemente vuelva a comenzar con el Paso 2 cada día.

Paso 3. Experimente o no una reducción significativa de la angustia durante estos dos primeros pasos, proceda a contaminar el entorno en que vive. Si está practicando en su hogar, recorra todas las habitaciones de la casa tocando los objetos que hay en cada una de ellas. Es especialmente importante contaminar los sofás y sillas que utiliza habitualmente. Contamine también sus sábanas y almohadas, a fin de permanecer en contacto con los agentes contaminantes durante la noche. Si el elemento contaminante es algo exterior a su casa, tal como los pomos de las puertas de una tienda, entonces toque ese objeto con un pañuelo, lleve el pañuelo a casa y utilícelo para contaminar los objetos de toda su casa.

Si sus miedos incluyen el temor a contaminar a otras personas, entonces debe encontrar un modo para contaminarlas durante su práctica de exposición. Emplee un pañuelo contaminado para tocar zonas comunes de lugares públicos, tales como mostradores de supermercados y de tiendas. Si le preocupa llegar a contaminar a determinadas personas, como su cónyuge o sus hijos, necesita contaminarlos en su práctica cotidiana.

Recuerde, cuanto más tiempo permanezca en contacto ininterrumpido con el agente contaminante, más rápida será la disminución de su preocupación.

El *segundo día*, repita los Pasos 1 a 3, empleando el mismo contaminante. Si su angustia ha disminuido considerablemente hacia el segundo día, prosiga con el Ítem 2 en su lista (con una clasificación de «aprox. 60»), repitiendo los Pasos 1 a 3. Mientras repite las prácticas con el nuevo ítem, permanezca en contacto con el Ítem 1 contaminando un pañuelo, una toalla o un papel con ese objeto y guardándoselo en un bolsillo o dentro de un libro.

Si sigue sintiéndose excesivamente angustiado con el Ítem 1, no comience a practicar con el Ítem 2. En vez de ello, continúe practicando con el Ítem 1 empleando los Pasos 1 a 3.

El *tercer día*, en primer lugar verifique su nivel de angustia para el Ítem 1 y el Ítem 2 tocándolos. Si su angustia ha disminuido considerablemente para ambos ítems, permanezca en contacto con ellos como se ha descrito y comience a practicar con el Ítem 3, siguiendo los Pasos 1 a 3. Si su nivel de angustia todavía es alto para el Ítem 2, no pase al Ítem 3. En cambio, practique con el Ítem 2, siguiendo los Pasos 1 a 3.

El *cuarto día*, verifique su nivel de angustia con los Ítems 1, 2 y 3 tocándolos. Si todos ellos le causan una gran angustia, dedique la mayor parte de su tiempo de práctica al Ítem 3, pero deje algún tiempo para practicar también con los Ítems 1 y 3. Si sus niveles de angustia son bajos, empiece a practicar con el Ítem 4 repitiendo los Pasos 1 a 3.

Hacia el *quinto día*, es importante que practique con el Ítem 4. *Para los restantes días* de su programa, avance a través de su lista de la Tabla 1. Continúe llevando con usted los contaminantes de los ítems anteriores. Hacia el *decimotercer* o el *decimocuarto días* debería enfrentarse al ítem más elevado en su jerarquía.

Si hacia el *decimotercer día* no ha experimentado reducción en su nivel de angustia para ninguna de las situaciones que ha practicado, le recomendamos que busque la asistencia de un especialista en terapia cognitiva-conductual antes de continuar.

Del *decimocuarto* al *vigésimo días*, dedique su tiempo de práctica a las situaciones más angustiantes en su jerarquía. A menudo, estas situaciones excesivamente angustiantes requieren más práctica antes de llegar a experimentar un alivio significativo.

Durante su programa también puede descubrir situaciones angustiantes que no había advertido con anterioridad. Utilice esta última semana del programa para practicar con esas situaciones.

Su actitud durante la práctica de exposición determinará el grado de éxito que haya alcanzado. La abstinencia poco intensa refleja una renuencia a abandonar sus síntomas del todo y obstaculizará su avance. *Practique tanto como pueda. Busque oportunidades para practicar* en el curso de sus actividades cotidianas. Toda vez que detecte su renuencia a hacer frente a una situación, tómelo como una señal de que debe incluir esa situación en su práctica. La búsqueda de oportunidades para practicar refleja la solidez de su compromiso de liberarse de sus síntomas.

Preocupaciones especiales durante la exposición. Un interrogante común planteado por quienes practican la exposición es: «¿Qué cantidad de agente contaminante debo tocar con el propósito de mejorar?». Suponga que su preocupación es que los productos químicos domésticos serán nocivos para usted o los demás y, por ende, evita utilizarlos. Usted querría saber qué cantidad del producto químico puede tocar con seguridad durante su práctica de exposición. La regla es *no preocuparse por las cantidades pequeñas.* Para la exposición de los «limpiadores» a productos tales como potentes «limpiahogares generales» en polvo y líquidos, humedezca ligeramente una toallita de papel con ellos y contamínese, usted y su entorno, de acuerdo con lo indicado en los Pasos 1 a 3.

Otro grupo de contaminantes comunes son las secreciones corporales, particularmente la orina y las heces. ¿Qué cantidad de orina o heces debería esparcir sobre usted mismo o los demás? Como norma, es improbable que el contacto con sus propias heces y orina sea nocivo para su salud. Pero grandes cantidades pueden resultar repulsivas, y no es necesario que las utilice en su programa de autoayuda. En la práctica de exposición, la idea no es que embadurne todo su cuerpo con materia fecal, sino que tenga contacto con una cantidad suficiente a fin de que se sienta contaminado y, de este modo, con el tiempo, disminuya esa preocupación. Normalmente basta con un pequeño residuo de heces sobre un trozo de papel higiénico para lograr ese efecto.

Para practicar la exposición a la orina, obtenga una pequeña muestra de la suya. Siguiendo los Pasos 1 a 3, deposite unas pocas gotas de orina sobre una toallita de papel y sosténgala con ambas manos hasta que su angustia se haya reducido a la mitad. Luego llévese la toallita a la cara, a la cabeza y pásela por todas las ropas que viste. Frote con la toalla sus vestidos, su ropa interior, los platos, los mostradores y otras zonas importantes de la casa. Insistimos en que no es necesario que la toallita chorree orina. Basta con utilizar sólo varias gotas, en la medida en que usted crea que la toalla está contaminada.

Otra pregunta que se plantea a menudo durante una programa de exposición es: «¿Por qué debería hacer algo que normalmente la gente no haría?». Por ejemplo, si usted se siente contaminado por los cuartos de baño y los asientos de los retretes, es importante que incorpore a su programa de autoayuda tocar con las manos desnudas el asiento, el borde y el agua del retrete, siguiendo los Pasos 1 a 3. Usted puede preguntarse por qué debe colocar sus manos en un retrete cuando no lo haría en el curso de un día normal. La idea de la práctica de exposición es exagerar el contacto con contaminantes con el propósito de tener éxito en la eliminación de su preocupación obsesiva acerca de ellos. Esto requiere comportamientos que no son prácticas comunes en la vida cotidiana de la gente.

PRÁCTICA IMAGINARIA PARA LOS RITUALES DE LAVAR Y LIMPIAR. De acuerdo con nuestra experiencia, los rituales de lavar y limpiar pueden ser controlados con éxito utilizando sólo la exposición y el impedimento del ritual. No obstante, como dijimos anteriormente, si usted encuentra que le aterroriza el pensamiento de enfrentarse a su situación más angustiante, utilice la práctica imaginaria con el propósito de prepararse para la exposición. Siga las pautas para la práctica imaginaria de las páginas 159 a 163. Escriba un relato de cuatro a cinco páginas que describa en detalle la situación, sus acciones en la situación y el desastre que imagina sucederá si no lava o limpia. Imagine la historia lo más vívidamente que pueda, como si estuviese sucediendo en ese momento, y grabe su descripción mientras la imagina. Tenga cuidado de no emplear la práctica imaginaria para evitar la exposición real. Poco después de experimentar alguna reducción en su nivel de angustia empleando la fantasía, programe una práctica de exposición.

IMPEDIMENTO DEL RITUAL PARA LOS RITUALES DE LAVAR Y LIMPIAR. Como se dijo anteriormente, los estudios han indicado que el impedimento del ritual es absolutamente necesario para controlar con éxito y de modo duradero los síntomas obsesivo-compulsivos. El siguiente programa de impedimento del ritual ha resultado ser el óptimo para los rituales de lavar y limpiar cuando se lo utilizó simultáneamente con la práctica de exposición. Es esencial incluirlo en su programa de tres semanas; sígalo tan estrictamente como le sea posible.

Primera semana. Durante los tres primeros días de esta semana no toque agua: no se lave las manos, no se duche, y no limpie objetos con agua. Debe evitar el contacto con el agua durante un período tan prolongado con el objeto de llegar a darse cuenta de que tanto su sensación de contaminación como el impulso de ritualizar disminuirán sin lavar o limpiar, y que no sucederá ningún desastre. Utilice guantes de goma cuando sea absolutamente necesario que tome contacto con agua.

Al cuarto día puede darse una ducha de diez minutos. Si suele ducharse de un modo ritual, entonces invierta la secuencia. Por ejemplo, si habitualmente se lava comenzando por los pies prosiguiendo hacia arriba hasta llegar a la cabeza, entonces, en esta ducha de diez minutos, comience por la cabeza. Si tiene dificultades para darse una ducha corta, apele a la ayuda de la persona de apoyo para que le recuerde cuando han concluido los diez minutos. Inmediatamente después de esta ducha, contamínese con cualquier objeto o situación que utiliza actualmente en su práctica de exposición.

Continúe absteniéndose de lavarse las manos y de limpiar durante esta semana, pero el Sexto día dése otra ducha de diez minutos, aplicando las pautas precedentes.

Segunda semana. En la segunda semana dése una ducha de diez minutos en días alternos, pero absténgase de lavarse las manos o de usar agua de cualquier otro modo.

PROGRAMA DE IMPEDIMENTO DEL RITUAL
DE LAVAR Y LIMPIAR

Primera semana
- No se lave las manos, ni limpie.
- No toque el agua.
- Una ducha de 10 minutos los días 4 y 6; cambie el orden de cualquier ritual de ducha; inmediatamente después de la ducha, vuelva a contaminarse.
- No se lave ni limpie las manos.
- No toque agua de ninguna manera.

Segunda semana
- Una ducha de 10 minutos día por medio; cambie el orden de cualquier ritual; inmediatamente después de ducharse, vuelva a contaminarse.

Tercera semana
- Cinco lavados diarios de manos de 30 segundos, nunca después de tocar el objeto contaminado o de usar el retrete.
- No efectúe ninguna limpieza.
- Una ducha diaria de 10 minutos; inmediatamente después de ducharse, vuelva a contaminarse.

Tercera semana. Durante la tercera semana puede darse una ducha diaria de diez minutos y lavarse las manos cinco veces al día, empleando no más de treinta segundos cada vez. No se lave las manos, por lo menos hasta una hora después de tocar un objeto contaminado o de utilizar el retrete.

Después del programa de tres semanas, continúe siguiendo las instrucciones de lavado de tres semanas durante al menos tres meses, pero reasuma las habituales tareas de limpieza de la casa.

Cómo superar los problemas comunes. El impedimento del ritual puede interferir con algunos de sus hábitos higiénicos cotidianos. A continuación se incluyen sugerencias con respecto a tres zonas de preocupación común:

1. Puede continuar cepillándose los dientes como acostumbra a hacerlo. Simplemente, tenga cuidado de que sus manos no toquen el agua. El uso de guantes puede ayudarlo en esta tarea.
2. Muchos obsesivo-compulsivos objetan la indicación de no lavarse las manos después de usar el retrete. Quizá sea útil recordarle que muchas culturas no están de acuerdo con este hábito y sin embargo sobreviven. También debe tener presente que necesita exagerar el contacto con contaminantes durante el programa de autoayuda. Con el objeto de sentirse finalmente relajado sin lavar o limpiar, necesita pasar largos períodos sin lavarse. Esto implica no lavarse las manos después de usar el retrete. Cuando sus síntomas disminuyan y se establezcan sus nuevos hábitos normales de limpiar y lavar, puede decidir volver a lavarse las manos después de usar el retrete.
3. Si se siente contaminado por las heces y la orina, use guantes mientras utiliza el retrete durante la primera semana. Esto le evita tener que enfrentarse al mayor contaminante antes de practicar con situaciones menos inquietantes. Pero recuerde, hacia el decimotercer o decimocuarto día, y preferiblemente antes, usted debería usar el retrete sin guantes y sin lavarse las manos después de haberlo hecho.

Programa de autoayuda para los rituales de verificar y repetir

Los rituales de verificar y repetir son básicamente similares. Ambos son intentos de evitar catástrofes que quienes sufren estos síntomas imaginan que sucederán si no ritualizan en forma adecuada. La diferencia reside en que, la mayoría de las veces, los rituales de verificación son desencadenados por situaciones o actividades. En cambio, los rituales de repetición son activados por pensamientos, imágenes o impulsos. Por consiguiente, si usted es un «verificador», su programa de tres semanas debería incluir más práctica de exposición. Si es un «repetidor», podría necesitar utilizar la práctica imaginaria de manera más amplia.

EXPOSICIÓN, PRÁCTICA IMAGINARIA E IMPEDIMENTO DEL RITUAL. En el capítulo 3 usted enumeró situaciones, pensamientos e imágenes que provocan su impulso de verificar o repetir. En ese capítulo también enumeró las catástrofes que teme puedan suceder si no ritualiza en forma adecuada. Utilice las Tablas 1, 2 y 3 (páginas 70, 71 y 73) para diseñar su programa de tres semanas.

Un programa para los rituales de verificación o repetición no está estructurada en la misma medida que un programa para los rituales de lavar. Puede resultarle difícil distinguir entre situaciones o pensamientos que le producen ansiedad moderada y las que desencadenan angustia intensa. No debe preocuparse por esto. Comience con cualquier situación, pensamiento o imagen que típicamente le provoque al menos una angustia moderada.

Igualmente, la distinción entre exposición e impedimento del ritual tampoco está bien definida para los rituales de verificar y repetir, como lo está para los rituales de lavar. Por lo tanto, describiremos el empleo de los dos métodos simultáneamente. Con el propósito de que las pautas para diseñar estos programas sean menos rígidas, describiremos varios ejemplos de programas para los rituales de verificar y repetir.

VERIFICAR CUANDO SE CONDUCE. Suponga que le preocupa la idea de atropellar a alguien cuando conduce su coche por la carretera. En consecuencia, repite su trayectoria una y otra vez para inspeccionar si a su paso han quedado cuerpos heridos o muertos. También inspeccionará los neumáticos cuando llegue a su casa, para detectar signos de sangre. Escucha las noticias y lee el periódico para descubrir si la policía recibió información acerca de algún accidente en el cual el conductor se dio a la fuga. Su programa de exposición sería el siguiente:

Primer día: Haga que alguien lo lleve en coche hasta una carretera relativamente tranquila, sin peatones. Cuando llegue, ocupe el asiento del conductor y pida a la persona que le presta apoyo que cierre los ojos, a fin de que usted no pueda confiar en ella para que detecte personas heridas. Conduzca de media hora a una hora por carreteras tranquilas hasta que su angustia se disminuya significativamente.

Segundo día: Repita esta práctica circulando por una carretera con más tráfico.

Tercer día: Repita la acción llevada a cabo el primer día, pero esta vez solo, sin la compañía de la persona que le brinda apoyo.

Cuarto día: Repita la acción llevada a cabo el segundo día, pero solo.

Quinto día: En compañía de la persona que le ayuda, vaya a la calle principal de la ciudad pequeña más próxima. Conduzca por las calles céntricas de la ciudad. Pida a la persona que lo acompaña que mantenga los ojos cerrados mientras usted practica.

Sexto día: Repita la práctica del quinto día, pero solo.

Si no logra experimentar una reducción significativa de su nivel de angustia en cualquier día en particular, permítase una repetición adicional de esta práctica al día siguiente y posponga en un día su siguiente nivel de práctica. Continúe con la práctica de conducir por calles con mucha circulación de coches y peatones hasta que se sienta tranquilo.

Mientras pone en práctica su programa de exposición puede advertir que constantemente se preocupa por temas tales como: «¿Qué pasa si atropello a una persona que se desangra hasta morir, a la que yo hubiese podido salvar si regresaba para verificar?» o «Si no vuelvo y verifico, y la persona atropellada está muerta, seré acusado de ser un conductor que se da a la fuga después de haber arrollado a un peatón». Lo alentamos a *abandonarse a estos pensamientos*, tanto durante la exposición como mientras realiza las prácticas. En esencia, cuando se centre en esos pensamientos, estará efectuando práctica imaginaria de una manera natural. Algunas personas se encuentran pensando: «Voy a conducir el coche sin preocuparme por lo que suceda» o «Estoy seguro de que si ocurre algo, la persona que me acompaña me lo dirá». Mientras se entrega a pensamientos como ésos se impide estar plenamente en contacto con su angustia.

Si elude los pensamientos acerca de posibles catástrofes, le sugerimos que añada a su programa la práctica imaginaria. Para elaborar la fantasía, siga las pautas de las páginas 159 a 163. Escriba un relato de cuatro a cinco páginas que incluya detalles de esa catástrofe. Un ejemplo: usted va conduciendo por una calle de tráfico intenso y ha decidido no verificar. Ha atropellado realmente a una persona, hiriéndola fatalmente. La persona muere y usted es detenido por la policía. Es llevado a los tribunales, acusado de ser un conductor que se da a la fuga después de haber atropellado a un peatón. Su familia está sentada en la sala del tribunal, dirigiéndole miradas desaprobadoras. Todo es culpa suya.

Grabe una versión detallada de esta historia y escúchela repetidamente hasta que su angustia se haya reducido de modo significativo.

En el caso de los «verificadores», la exposición y el impedimento del ritual siempre se producen simultáneamente. Por ejemplo, cuando usted recorre su camino, está practicando la exposición, pero al no repetir su trayecto también está impidiéndose ritualizar. No obstante, existen modos sutiles mediante los cuales puede seguir manteniendo alguna medida de prevención, o rituales tales como lanzar una rápida mirada por el espejo retrovisor. Por consiguiente, mientras conduce necesita seguir estas instrucciones de impedimento del ritual:

1. No utilice el espejo retrovisor mientras conduce. Mirar por el espejo retrovisor equivale a verificar y, por lo tanto, debería evitarse. Si necesita cambiar de carril, use el espejo lateral o eche una mirada rápida por encima del hombro para verificar que está a salvo.
2. No conduzca por ninguna carretera dos veces durante la práctica del día.
3. No inspeccione los neumáticos de su coche cuando llegue a su casa.
4. Evite escuchar las noticias por la radio o por la televisión, y no lea el periódico durante todo el programa.
5. Evite formular a familiares o amigos preguntas destinadas a tranquilizarlo.

VERIFICAR PARA ESTAR SEGURO. Los rituales de verificación más comunes implican preocuparse por la seguridad de la casa de uno. Este ritual se manifiesta en la verificación repetida de puertas, ventanas, artefactos eléctricos, coches, grifos e interruptores de luz. Tales rituales de verificación pueden ser persistentes e implicar cientos de actividades diferentes por día. Las puertas y ventanas son inspeccionadas para evitar un robo o una agresión. Los enchufes y los artefactos eléctricos se inspeccionan para prevenir incendios. Los coches se inspeccionan para evitar accidentes.

Si usted tiene estos tipos de preocupaciones y rituales, puede sentirse agobiado y preguntarse: «¿Por dónde comienzo?». Descubrirá que el programa que le sugerimos a continuación resultará un modelo útil para diseñar su propio programa.

Suponga que usted se descubre verificando la puerta principal durante una hora cada vez que abandona la casa. Verifica las ventanas durante media hora, los artefactos eléctricos durante diez minutos, y los interruptores de las luces durante tres minutos. Además, pasa una hora inspeccionando estas mismas cosas antes de irse a dormir. También tiene dificultad para dejar el coche sin verificar repetidamente el freno de mano, las ventanillas, puertas y luces. Dedica quince minutos a estas actividades cada vez que deja el coche.

Le sugerimos que empiece con los rituales a los que dedica más tiempo.

Primer día. Antes de abandonar la casa, vaya de una habitación a otra. Eche una ojeada a cada ventana una sola vez, pero no vuelva a inspeccionarlas. Puede verificar los artefactos eléctricos, los interruptores de las luces y los grifos del modo habitual. No aumente el tiempo que dedica a estos artículos para compensar el no haber verificado las ventanas. Ahora salga de la casa. Después de cerrar la puerta principal, verifique si quedó trabada tirando o empujando levemente el picaporte. Luego suba rápidamente al coche y dé vueltas durante una hora como mínimo.

Repita esta secuencia de acciones cuatro o cinco veces al día.

Por la noche continúe con su rutina regular, con excepción de las ventanas y la puerta principal. Esa noche no verifique ninguna ventana. Después de cerrar la puerta principal, compruebe que está trabada sólo con tocarla ligeramente una sola vez.

Segundo día. Deje de verificar los artefactos eléctricos y enchufes antes de abandonar la casa, y ni siquiera lance una mirada a las ventanas. Abandone la casa del mismo modo en que lo hizo el Primer día. Esa noche y todas las noches a partir de ahora, sólo puede verificar la puerta principal tocándola ligeramente. No verifique ningún otro objeto.

Tercer día. Repita sus actividades del segundo día y también deje de verificar los interruptores de las luces y los grifos. En este día su tarea básica es abandonar la casa cuatro o cinco veces, durante una hora cada vez, sin ejecutar ningún ritual de verificación.

Cuarto día. Continúe su práctica del tercer día. Antes de abandonar la casa, en cada oportunidad encienda el horno. Al regresar apague el horno sin verificación ulterior, y de inmediato abandone la cocina. Encienda nuevamente el horno cuando vuelva a salir de la cocina.

Cada vez que abandone la casa, aléjese con el coche, aparque el automóvil en un aparcamiento con mucho movimiento de vehículos y trabe las puertas. Una vez que haya salido del coche, verifique cada puerta una sola vez tirando del picaporte ligeramente, luego aléjese hasta que no pueda divisar el coche durante al menos una hora.

Abandone su casa y deje su coche de cuatro a cinco veces este día.

Quinto día. Repita todas las actividades del cuarto día. Añádales el dejar dos grifos de la casa goteando ligeramente durante cada una de las cuatro o cinco salidas.

Repita esta rutina cada día hasta que deje de sentir inquietud. Es probable que comience a advertir que existen muchos otros objetos en su rutina cotidiana que también verifica, tales como asegurarse de que el reloj está lo bastante apartado del borde de la mesa de noche, que la puerta de la nevera está completamente cerrada, o que ha escrito los cheques correctamente. Puesto que ahora ya no dedica tiempo a sus principales rituales de verificación, puede aplicarse a cambiar esos otros hábitos. Toda vez que le sea posible, invierta sus rutinas. Coloque el reloj lo más cerca posible del borde de la mesa de noche, sin que llegue a caerse. Coloque los alimentos en el interior de la nevera de manera que casi lleguen a tocar la puerta, pero sin impedir que ésta quede bien cerrada. Escriba sus cheques con la máxima rapidez posible y envíelos por correo de inmediato.

Es probable que durante el desarrollo de su programa llegue a preocuparse con obsesiones acerca de los desastres que teme. Cuando abandone la casa sin la verificación repetida de la puerta y los enchufes, podría pensar: «¿Qué pasa si irrumpe alguien en la casa y roba las pertenencias más valiosas de la familia, dejándonos pobres y menesterosos?» o «¿Qué pasa si la casa se incendia, destruyendo todo lo que hemos obtenido con nuestro esfuerzo?».

No trate de apartar estos pensamientos, aun cuando le resulten angustiantes y dolorosos. Por el contrario, *deténgase* en ellos tanto tiempo y tan vívidamente como le sea posible. De este modo está realizando práctica imaginaria en el curso natural del día. Por otra parte, si descubre que está apartando estos pensamientos, albergando sólo sus impulsos de ritualizar, necesita estructurar la práctica imaginaria en su programa de autoayuda.

Siga las instrucciones para la práctica imaginaria de las páginas 159 a 163. Empiece escribiendo una historia de cuatro a cinco páginas sobre un desastre que teme. Grabe la historia en una cinta magnetofónica y escúchela durante cuarenta y cinco minutos por día, hasta que experimente una reducción significativa de su angustia. Luego pase a un segundo argumento; cree una historia sobre el miedo a que su casa pueda incendiarse o que un niño entre en su coche, libere el freno y provoque un accidente grave debido a su negligencia en la verificación de las puertas.

REGLAS GENERALES EN UN PROGRAMA PARA LOS RITUALES DE VERIFICACIÓN

1. Haga una lista de sus principales actividades de verificación.
2. Comience su programa impidiendo el ritual que menos tiempo le absorbe y prosiga gradualmente con los que requieren más tiempo.
3. En la primera semana pruebe a crear pasos graduales de exposición, comenzando con las experiencias que generan un nivel de «aprox. 50» en su escala de angustia.
4. Identifique una actividad ritual específica y fíjese el objetivo de ponerle término.
5. Si se encuentra tratando de evitar pensar en las catástrofes que teme, programe una práctica imaginaria.
6. Preste atención a su rutina cotidiana y cambie los hábitos rituales.

RITUALES DE REPETICIÓN. A menudo, los rituales de repetición son activados por pensamientos o imágenes. Por consiguiente, un programa destinado a superarlos siempre debería incluir alguna práctica imaginaria, aunque la exposición y el impedimento del ritual serán el centro. Si usted padece de rituales de repetición con el objeto de protegerse y de proteger a sus seres queridos de sufrir daños, utilice el ejemplo siguiente para diseñar su propio programa de tres semanas.

Suponga que es asaltado por la idea de que si piensa en el nombre de su hermano, Jim, o de su esposa, Jane, algo terrible les sucederá, por ejemplo: una enfermedad o la muerte. Usted ha dejado de leer libros o periódicos, y evita escuchar la radio o la televisión por miedo a encontrarse con esos nombres y, debido a ello, provocarles la enfermedad o la muerte. Estas medidas de protección no son suficientes, porque en su mente su hermano o esposa también pueden morir si usted simplemente *piensa* en sus nombres. Y, por supuesto, como usted se preocupa por ellos, no puede apartar sus nombres de su mente. Necesita métodos adicionales para protegerlos, y gradualmente desarrolla su sistema ritual. Mediante la ritualización, anula el pensamiento del siguiente modo mágico:

Tiene que repetir toda acción que esté realizando en el momento en que piensa en el nombre. Por ejemplo, si está bebiendo una taza de café, tiene que dejar la taza sobre la mesa, volver a llevársela a los labios, y hacer esto una y otra vez hasta que el pensamiento desaparece. También puede contar cuántas veces ha repetido la acción, pues usted considera que el número 3, sus adiciones y múltiplos traen mala suerte. De modo que tiene que asegurarse de que el número de veces que repite una acción no incluya el tres.

Éste es su programa.

Primer día. Escriba los nombres Jim y Jane en un cuaderno de notas durante cuarenta y cinco minutos; por espacio de treinta a sesenta minutos, escuche un programa de televisión o radio; y lea el periódico de treinta minutos a una hora, buscando los nombres Jim y Jane. Al mismo tiempo, no repita ninguna otra acción que no sea escribir Jim y Jane en el cuaderno.

Segundo día. Durante cuarenta y cinco minutos escriba la frase: «Jim y Jane morirán porque estoy escribiendo sus nombres 3,333 veces». Vuelva a escuchar la televisión o la radio de treinta a sesenta minutos, y lea el periódico de treinta minutos a una hora en busca de los nombres Jim y Jane.

Tercer día. Consiga el libro *Jane Eyre*. Repase a la ligera el libro durante cuarenta minutos, anotando las páginas en las que aparece el nombre Jane. Escriba el nombre Jane 333 veces. Lleve con usted todo el día la hoja con los nombres escritos. Mírela lo más a menudo posible. Continúe con su tarea de escuchar la radio y la televisión, y leer el periódico.

Cuarto día. Consiga el libro *La isla del tesoro*. Siga las instrucciones para el tercer día, utilizando el nombre Jim en lugar de Jane. Continúe con su tarea relacionada con los medios de comunicación audiovisuales y escritos.

Quinto día. Piense en el nombre Jim o Jane mientras se entrega a diferentes tipos de actividades, cada actividad en múltiplos de 3. Por ejemplo, piense en el nombre Jane mientras se sienta tranquilamente en una silla. Levántese mientras sigue pronunciando el nombre Jane. Ahora repita este proceso de sentarse y ponerse de pie nueve veces. Deje la silla y coja el periódico de la mesa. Piense en el nombre Jim, y vuelva a dejar el periódico sobre la mesa. Repita esta acción tres veces. Piense el nombre Jim mientras pasa el umbral entre el comedor y el salón. Realice esta acción seis veces. Continúe con tales actividades durante un total de cuarenta y cinco minutos. También siga practicando su tarea relacionada con los medios de comunicación.

Prosiga entregándose a situaciones que impliquen los nombres Jane y Jim mientras repite acciones en múltiplos de 3 hasta que su angustia amaine.

Para la práctica imaginaria en este programa, vuelva a referirse a las páginas 159 a 163. Un ejemplo de historia es la siguiente: Usted ha utilizado los nombres Jane y Jim el número impropio de veces, desprotegiendo deliberadamente a esas personas. Ellas enferman de un cáncer terminal y mueren al cabo de poco tiempo. Usted tiene la culpa. Sus padres se enteran de lo sucedido. Están muy angustiados y lo culpan de las muertes. Si su obsesión incluye detalles acerca de cómo Jane y Jim se pusieron enfermos y murieron, entonces invente esta historia y grábela. Si su relato es muy breve porque sus obsesiones no incluyen una idea específica acerca de la manera en que mueren Jane y Jim, entonces utilice una cinta de corta duración (como las de contestador automático) según se describió en la página 104 del capítulo 5 y grabe en ella: «Jim y Jane morirán porque yo no quiero protegerlos».

Escuche la grabación cuarenta y cinco minutos por día hasta que su angustia amaine de modo significativo.

REGLAS GENERALES EN UN PROGRAMA PARA EL RITUAL DE REPETICIÓN

1. Identifique el pensamiento, imagen o impulso que activa su compulsión.
2. Genere prácticas de exposición que incluyan la repetición continuada de esos pensamientos e imágenes, o escríbalas en detalle repetidamente durante treinta a cuarenta y cinco minutos. No haga pausas durante este período.
3. Busque situaciones que activen sus obsesiones y, durante treinta minutos como mínimo, haga frente a cada una de ellas.

4. Preste mucha atención a sus actividades cotidianas. Toda vez que detecte renuencia a participar en una situación o a entregarse a una acción, incluya eso en su práctica.
5. Detecte todas las pautas de repetición y cámbielas. Si necesita repetir acciones siete veces y evitar la repetición tres veces, invierta ese orden. Repita acciones tres veces y evite repetirlas siete veces.
6. Haga uso de la práctica imaginaria. Si sus obsesiones están elaboradas con detalles acerca del desastre que teme, realice grabaciones de larga duración. Si sus obsesiones incluyen sólo pensamientos o imágenes breves, realice una grabación de poca duración. En ambos casos, realice la práctica imaginaria durante cuarenta y cinco minutos, sin pausas.

Programa de autoayuda para los rituales de ordenar

El programa de autoayuda para los rituales de ordenar es relativamente simple, pues la mayoría de los «ordenadores» no imaginan cuáles son los desastres terribles que sucederán si su orden es interrumpido. Si usted sufre la compulsión de ordenar, es probable que experimente una angustia considerable cuando las cosas están fuera de lugar. Probablemente crea que esta angustia permanecerá con usted para siempre, a menos que restablezca el orden. El programa de tres semanas se propone ayudarle a comprender que su angustia disminuirá, aun cuando no ordene las cosas de una manera ritual. En general, un programa de autoayuda para los rituales de ordenar se centra en la exposición y el impedimento del ritual. Sólo raramente incluye la práctica imaginaria.

Repase la Tabla 1 del capítulo 3 (página 70). Comience con la situación que le provoca una angustia moderada («aprox. 50») y utilice el ejemplo siguiente como un modelo para diseñar su propio programa. Si llega a sentirse angustiado cuando sus libros no están alineados de manera uniforme, la colcha tiene una o dos arrugas, sus adornos han sido desplazados de sus lugares exactos, o cuando otras personas corrigen la posición de las sillas de su salón comedor, siga estos pasos.

Primer día. Pida a la persona que le apoya que reordene sus libros, asegurándose de que no están alineados a la perfección. Siéntese y contemple las estanterías con los libros durante veinte a cuarenta y cinco minutos, o hasta que su angustia haya disminuido considerablemente. Deje los estantes desorganizados y vuelva a contemplarlos de cuatro a cinco veces en el día durante diez minutos cada vez, como mínimo, o hasta que su angustia disminuya.

Segundo día. Si sigue angustiado por sus libros desordenados, programe su tiempo para contemplarlos durante diez minutos de cuatro a cinco veces por día. Pida a la persona que le apoya que deshaga su cama y desorganice los cajones de su escritorio, dejándolos parcialmente abiertos. No cambie el aspecto de su dormitorio; luego siga las instrucciones para el primer día.

Tercer día. Pida a la persona que le apoya que reordene el mobiliario de su cuarto de trabajo de un modo que a usted le desagradaría. Déjelo de este modo durante las dos semanas siguientes. Deje los libros, la cama y los cajones en su estado desorganizado. Continúe desorganizando su casa de esta manera hasta que su angustia disminuya.

Después de finalizar el programa, deje siempre algunos rincones desorganizados. Deliberadamente, coloque cosas de un modo que le desagrada. Por ejemplo, si la simetría es importante para usted, genere asimetría. Si siente que el lado izquierdo de las cortinas debe corresponder exactamente al lado derecho, haga que las dos partes de las cortinas queden desparejas. Si los jarrones tienen que estar sobre el antepecho de la ventana exactamente a la misma distancia del borde, reacomódelos en forma deliberada de modo que uno quede más lejos del borde que el otro. Luego preste atención a estas alteraciones hasta que advierta que su angustia ha amainado en gran medida.

Reglas generales en un programa para el ritual de ordenar

1. Identifique los «desórdenes» que le provocan una angustia considerable.
2. Pida a la persona que le apoya que desorganice su casa. Haga que cada día desorganice una habitación. Programe de cuatro a cinco períodos ininterrumpidos durante el día para contemplar las habitaciones desordenadas. La duración de tales períodos es flexible. Permanezca en cada habitación hasta que experimente una reducción considerable de su angustia.

3. Mantenga su casa desordenada a lo largo del desarrollo del programa.
4. Mantenga algunos rincones de ciertas habitaciones desorganizados para siempre.

Programa de autoayuda para los rituales de acumular

Si usted es un «acumulador» que está muy motivado para liberarse de sus colecciones, comience su programa con la práctica imaginaria, siguiendo las instrucciones de las páginas 159 a 163. Escriba un relato de cuatro a cinco páginas sobre las catástrofes posibles que pueden sucederle porque ha tirado algún artículo que ahora necesita.

Por ejemplo, usted colecciona artículos de periódicos porque teme que varios años más tarde necesitará algunos de ellos con el objeto de discutirlo con sus amigos. Al cabo de ocho años da una cena en su casa. Alguien inicia una conversación sobre el efecto invernadero. Usted recuerda que varios años atrás había leído un artículo muy informativo sobre el tema. Se pone muy ansioso porque no puede recordar lo que estaba escrito en el artículo. Desea no haber tirado sus colecciones, a fin de poder volver a remitirse al artículo y ser un participante bien informado en la conversación, y se siente fatal porque no sabe nada. Si hubiese conservado ese artículo, la gente no pensaría que usted es un ignorante. Realice una grabación de su relato y de su práctica imaginaria hasta que su angustia disminuya considerablemente.

Ahora asegúrese la colaboración de la persona que le apoya. Fíjese objetivos diariamente de lo que quiere tirar. Esta fase del programa es sumamente difícil de realizar solo. La ayuda de la persona que le apoya asegurará su progreso. Continúe descartando cosas sobre una base cotidiana, hasta que ya no posea ninguna colección de objetos inservibles.

REGLAS GENERALES EN UN PROGRAMA PARA RITUALES DE ACUMULACIÓN

1. Comience su programa con la práctica imaginaria. Realice varias grabaciones.
2. Practique por lo menos dos horas por día escuchando sus grabaciones. Trate de imaginar los acontecimientos

tan vívidamente como pueda, e intente sentirse lo más angustiado posible.
3. Confeccione una lista de sus colecciones y decida cuáles se quitará de encima.
4. Asegúrese la colaboración de la persona que le ayuda.

Programa de autoayuda para los rituales mentales

Los rituales mentales son los más difíciles de vencer, porque las personas tienen menos control sobre sus pensamientos que sobre sus acciones. Si su problema es éste, puede emplear el impedimento del ritual centrándose continuamente en sus pensamientos obsesivos a fin de no tener oportunidad de entregarse a los subsiguientes rituales mentales. Si, por ejemplo, se descubre rezando de una manera ritualizada, empleando numeros favorables una y otra vez para evitar un desastre, o evocando pensamientos favorables para «anular» los pensamientos desfavorables, siga las pautas que se indican a continuación para diseñar su propio programa de tres semanas.

REGLAS GENERALES EN UN PROGRAMA PARA RITUALES MENTALES

1. Realice una grabación para su práctica imaginaria siguiendo los principios de las páginas 159 a 163. Produzca un relato de cuatro a cinco páginas detallando los desastres que acontecerán si usted no anula sus pensamientos obsesivos mediante los rituales mentales. Si, por ejemplo, le preocupa haber ofendido a alguien y reza de manera compulsiva en busca de perdón, su grabación podría incluir el relato de lo grosero que fue con su jefe, de cómo hirió sus sentimientos, cómo contó el incidente a sus compañeros de trabajo, y cómo todos piensan que usted es una persona indigna. Escuche la grabación del modo descrito en la página 104.
2. Produzca tantas historias como necesite para aludir a sus diferentes obsesiones.
3. En ningún momento se entregue deliberadamente a sus rituales mentales.
4. Si sus pensamientos rituales comienzan espontáneamente, tome una de las siguientes medidas:

- Detenga de inmediato los pensamientos.
- Invoque deliberadamente la imagen o pensamientos obsesivos.
- Continúe pensando en el tema obsesivo hasta que su angustia haya disminuido considerablemente.

¿Qué pasa si tengo más de un ritual?

Muchos obsesivo-compulsivos tienen más de un tipo de ritual. No obstante, para la mayoría predomina un ritual. En primer lugar, identifique su ritual principal remitiéndose a la Tabla 5 (página 75). Comience su programa con este ritual más frecuente, y dedíquele la primera semana por completo. Si hacia el final de la primera semana experimenta una gran disminución en su angustia e impulso de ritualizar, entonces introduzca en la segunda semana su segundo ritual más frecuente. Sin embargo, si hacia el final de la primera semana sigue experimentando una considerable urgencia de ritualizar, continúe trabajando con el ritual principal hasta mediados o fines de la segunda semana. Entonces introduzca el segundo ritual en su programa. Es improbable que pueda eliminar con éxito más de dos rituales en el término de tres semanas, a menos que sean secundarios y requieran poco tiempo y atención. En caso de ser necesario, añada una semana más a su programa para vencer los síntomas que persisten.

Abordar las recaídas

Aun cuando usted siga con éxito el programa de tres semanas, puede llegar a sucederle que sufra una recaída ocasional, en la que advierta la reaparición de algunos de sus síntomas. No es fácil liberarse de un hábito arraigado, y los rituales son hábitos fuertes. La investigación ha demostrado que, a la larga, el 20 % de quienes participan en un programa cognitivo-conductual pierde algunos de los logros iniciales. Esta cifra no debería desalentarle; es mucho menor que la tasa de reincidencia de quienes dejan de fumar o pierden peso. Como con todos los hábitos, romper las pautas y establecer otras nuevas requiere un compromiso y una dedicación continuos.

En general, son tres las razones por las cuales los pacientes con TOC sufren recaídas. La primera es que no aplican el programa complementario. En consecuencia, el mejor modo de evitar un retroceso es continuar con las instrucciones de seguimiento para sus síntomas particulares. Aproveche cualquier oportunidad para practicar la exposición. Y toda vez que comience a sentir el impulso de eludir, genere un modo de hacer frente a la situación.

Segundo, es más probable que los síntomas reaparezcan durante períodos de tensión. Si usted empieza a sentirse más presionado por el trabajo o por las responsabilidades de la vida hogareña, o si alguien cercano a usted está enfermo o muere, estas tensiones pueden hacerlo más vulnerable a sus síntomas obsesivo-compulsivos.

Tercero, es más probable que las recaídas se produzcan con personas que no se han enfrentado a todas las situaciones que temen en el desarrollo de su programa original de autoayuda. Esto resultó cierto en el caso de Stephanie, que utilizaba comportamientos verificadores para asegurarse de que las cosas que la rodeaban estuviesen a salvo. Stephanie se enfrentó a casi todos sus miedos a través de un programa de exposición e impedimento del ritual, y fue capaz de llegar a dominar por completo sus síntomas. Sin embargo, se negó a trabajar directamente con el miedo que sentía de atropellar a alguien mientras conducía. En vez de ello, prefirió conducir siempre con un pasajero, quien podía tranquilizarla asegurándole que no había herido o matado a alguien.

Durante seis meses Stephanie funcionó normalmente. Luego, gradualmente, sus síntomas reaparecieron. No obstante, a partir de esta recaída, Stephanie tomó conciencia de que necesitaba llegar al punto en que *quería* renunciar *por completo* a todos sus rituales, y hasta que no llegase a ese punto siempre habría algo que la haría reincidir.

Por consiguiente, si usted experimenta una recaída, no se desanime. A menudo el desaliento se convierte en una entrada a la reincidencia completa. En cambio, considere la recaída como una indicación de que necesita emprender su programa original de autoayuda, trabajar en él durante una semana, recuperar el terreno ganado y proseguir con las instrucciones complementarias.

Programa complementario

Si usted ha seguido las instrucciones para el programa de tres semanas, es probable que experimente muy poca, o quizá ninguna, urgencia de ritualizar. Sin embargo, todavía puede advertir alguna angustia obsesiva en determinadas situaciones o con ciertos pensamientos. Esta angustia se volverá menos intensa en forma progresiva si continúa siguiendo las instrucciones para la exposición, la práctica imaginaria y el impedimento del ritual.

Un período de tres semanas es suficiente para romper un hábito antiguo y comenzar a adoptar hábitos nuevos. *No* es suficiente para liberarse por completo de hábitos viejos y establecer sólidamente otros nuevos. Si usted continúa siguiendo estrictamente las instrucciones de impedimento del ritual, consolidará sus hábitos, que se volverán cada vez más automáticos.

A continuación incluimos algunas sugerencias adicionales que le ayudarán a mantener sus logros.

PARA LOS RITUALES DE LAVAR

1. Aproveche toda oportunidad que se le presente en su vida cotidiana para practicar la exposición. Cuanto más continúe su contacto con contaminantes anteriores, más rápido se liberará de la angustia residual.
2. No se lave las manos más de cinco veces al día, dedicando a la tarea treinta segundos cada vez.
3. No utilice jabón para lavarse las manos, a menos que éstas se hallen visiblemente sucias.
4. El lavado de manos debería realizarse sólo después de utilizar el retrete, antes de manipular alimentos o cuando las manos estén visiblemente sucias.
5. Dése una ducha diaria, de diez minutos de duración como máximo. No ritualice mientras se ducha.

PARA LOS DEMÁS RITUALES

1. Para el ritual de verificación, no verificar las ventanas, las puertas y el horno más de una vez cuando abandone la casa o antes de irse a la cama. Está prohibida la verificación de otros artículos.
2. Para el ritual de repetición, de vez en cuando evoque pensamientos o imágenes que solían angustiarlo, y absténgase de repetir cualquier acción.
3. Para el ritual de ordenar, en forma deliberada deje ciertas zonas de su casa ligeramente desordenadas. De vez en cuando, cambie de lugar los objetos decorativos. Permita que otras personas realicen cambios insignificantes en el emplazamiento de objetos y no los reordene de inmediato.

4. Para el ritual de acumulación, convierta en un hábito cotidiano la tarea de deshacerse de cosas innecesarias.
5. Para los rituales mentales, de vez en cuando evoque deliberadamente pensamientos o imágenes que solían angustiarlo, y absténgase de utilizar rituales mentales.

¿Qué pasa si no realizo ningún progreso?

La amplia mayoría de obsesivo-compulsivos que realizan un programa cognitivo-conductual experimentan una reducción gradual en su angustia obsesiva y en su impulso de ritualizar. Unos pocos no lo consiguen. Si usted no experimenta *ninguna* mejoría al cabo de dos semanas, le sugerimos que consulte a un terapeuta cognitivo-conductual que se especialice en tratamiento del TOC. Es posible que el diagnóstico de su problema sea erróneo y usted no padezca del TOC. O puede que no haya analizado sus síntomas correctamente. O tal vez la ansiedad o la depresión interfieren con su capacidad para aplicar las instrucciones de autoayuda. Una consulta profesional le ayudará a esclarecer las razones por las cuales no ha realizado avances.

9. Tratamiento médico

Si usted ha sufrido del trastorno obsesivo-compulsivo y ha buscado ayuda psiquiátrica, probablemente ha probado una variedad de medicamentos, desde tranquilizantes suaves, tales como diazepam (Valium), alprazolam (Xanax) y clordiazepoxido (Librium), hasta fármacos antidepresivos como hidroclorato de imipramina (Tofranil), hidroclorato de amitriptilina (Elavil) o hidroclorato de nortriptilina (Pamelor). En particular, a los obsesivo-compulsivos se les ha prescrito toda clase de antidepresivos, tal vez porque muchos de estos pacientes sufren también de depresión, que puede oscilar de moderada a profunda. Si bien se ha informado que varias drogas ayudan a los síntomas del TOC en algunos individuos, para la mayoría existe poca evidencia científica de que estas drogas tengan resultados antiobsesivos específicos. Tres son los medicamentos que en la actualidad reciben mucha atención por parte de los investigadores que estudian el tratamiento del TOC. En este capítulo nos ocuparemos brevemente de estos medicamentos, y luego indicaremos en qué circunstancias podrían ser provechosos.

Clomipramina (Anafranil)

El medicamento para los síntomas obsesivo-compulsivos que más se ha investigado en la actualidad es un antidepresivo llamado clomipramina (Anafranil), fabricado por Ciba-Geigy. En la década de 1970, los investigadores comenzaron a observar que la clomipramina era especialmente útil para el TOC y empezaron a prestarle mucha atención. Estudios recientes han comparado a la clomipramina con las píldoras placebo y otros antidepresivos. Los resultados de estos estudios demostraron un cuadro consistente: la clomipramina era el medicamento más útil. Casi el 50% de todos los obsesivo-compulsivos que recibieron una dosis terapéutica de clomipramina presentaron ciertas mejorías. Algunos presentaron una mejoría moderada, en tanto que otros se encontraron con que sus síntomas desaparecieron casi del todo. En un estudio a gran escala de varios cientos de pacientes en veintiún lugares diferentes, Ciba-Geigy informó que la reducción media de síntomas era de 40 a 45%, empleando una dosis terapéutica diaria de 100 a 250 miligramos de clomipramina.

Muchos pacientes describen su mejoría en términos de incremento de su capacidad para tolerar sus obsesiones. Muchos informan que ritualizan menos y, aunque aún pueden obsesionarse, no se preocupan tanto por el hecho de obsesionarse. En la medida que los síntomas obsesivo-compulsivos les provocan menos angustia, les resulta más fácil funcionar en la vida cotidiana. Al sentirse más activos, pueden tolerar con mayor facilidad sus obsesiones o rituales persistentes. Si bien la clomipramina rara vez elimina todos los síntomas, resulta decididamente útil para muchos pacientes.

Los efectos terapéuticos de los antidepresivos aumentan gradualmente con el tiempo. Usted puede necesitar tomar clomipramina durante cuatro a seis semanas antes de advertir cualquier mejoría, y a lo largo de doce semanas para sacar el mayor provecho del medicamento.

La clomipramina, como todos los antidepresivos tricíclicos, puede producir una variedad de efectos secundarios, incluyendo boca seca, mareos al ponerse de pie, náuseas, caída de la presión sanguínea, disminución de la agudeza mental, somnolencia, sedación, cansancio, visión borrosa, problemas urinarios y estreñimiento. En ciertos casos puede originar problemas renales y dificultad para alcanzar el orgasmo. Mencionamos estos efectos secundarios para informarle acerca del medicamento, no para asustarlo. Muchas personas experimentan efectos secundarios menos molestos, la mayoría de los cuales disminuyen en un par de semanas. Su médico controlará su respuesta al medicamento, y usted debería revelarle cualquier efecto secundario que experimente. El médico también le recomendará que no beba alcohol mientras tome un antidepresivo.

Hidroclorato de fluoxetina (Prozac)

Más recientemente, otros dos nuevos medicamentos han llamado la atención como potencialmente útiles para el tratamiento del TOC: la fluoxetina y la fluvoxamina. El hidroclorato de fluoxetina (Prozac), un medicamento fabricado por Eli Lilly, es de mayor interés para quienes sufren de TOC porque está disponible actualmente en Estados Unidos. Las impresiones clínicas de la utilidad de este medicamento son bastante favorables. Los primeros resultados indican que podría ser tan efectivo como la clomipramina, pero debe esperarse que se completen estudios a gran escala para llegar a conclusiones sólidas. Como con la clomipramina, la mayoría de los pacientes que utilizan el medicamento siguen experimentando obsesiones y compulsiones, pero estos síntomas no dominan sus pensamientos y acciones. En otras palabras, es más fácil desechar una obsesión y resistir una compulsión. La dosis recomendada es de 20 a 80 miligramos por día.

En comparación con otros antidepresivos, la mayoría de los pacientes encuentran que la fluoxetina tiene menos efectos secundarios. Un efecto secundario común es una ligera náusea, que para la mayor parte de las personas disminuye con el tiempo. A diferencia de la mayoría de los antidepresivos, no favorece el aumento de peso. Por el contrario, ocasionalmente disminuye el apetito. Otros posibles efectos secundarios incluyen insomnio, estreñimiento, agitación, temblores, debilidad y movimientos más lentos. Debería evitarse el consumo de bebidas alcohólicas mientras se tome este medicamento.

Fluvoxamina

La fluvoxamina es un medicamento antidepresivo utilizado en varios países europeos, pero su uso aún no está autorizado en Estados Unidos. Varios estudios a escala reducida indican que mientras toman este medicamento, del 50 al 60 % de los pacientes mejoran moderadamente. En la actualidad el fabricante está llevando a cabo un estudio a gran escala en seis ciudades de todo el país para evaluar el efecto de este medicamento sobre los síntomas obsesivo-compulsivos.

Los efectos secundarios asociados con el uso de la fluvoxamina incluyen náuseas o vómitos, insomnio, agitación, disminución del apetito, temblores, debilidad y movimientos lentos. Como con todos los antidepresivos, no debería beberse alcohol mientras se toma fluvoxamina.

¿Cuándo deberían tomarse medicamentos?

Como se indicó en el capítulo 3, muchas personas que padecen del TOC presentan algún grado de depresión. Si usted está seriamente deprimido, puede resultarle difícil generar la energía, el compromiso y la determinación que se requieren con el objeto de emprender un programa de autoayuda. Cualquiera de los tres medicamentos descritos en los párrafos precedentes puede ayudarle aliviando su depresión y controlando algunos de sus síntomas OC. Aun cuando usted experimente un gran alivio con la medicación, *es importante que utilice también el programa de autoayuda* (a menos que su médico le aconseje no hacerlo).

La medicación también puede ayudarle si usted es tan aprensivo respecto de hacer frente a sus síntomas OC, que se siente incapaz de practicar sus técnicas de autoayuda. Una vez más, la medicación podría contribuir a reducir sus síntomas en la medida en que esté en condiciones de comenzar su programa. Si usted y su médico están de acuerdo en que la medicación podría ser útil, entonces el enfoque ideal es, por lo general, utilizar la medicación durante un tiempo a fin de alcanzar un estado mental que le permita aprovechar al máximo los programas de autoayuda detallados en este libro.

Cuando haya establecido sus nuevos hábitos y logrado controlar sus síntomas, normalmente puede prescindirse de la medicación. Unas palabras de advertencia: si decide apelar a la medicación, busque la ayuda de un psiquiatra que esté familiarizado con los específicos de los medicamentos para el TOC. Continuamente se dan a conocer los resultados de nuevas investigaciones, y un especialista estará al corriente de los últimos avances en este campo.

¿Debería utilizarse medicación en vez de un programa de autoayuda?

Existen dos razones por las cuales le alentamos vivamente a aprender las técnicas de autoayuda, aun cuando la medicación sola le ayude. Primero, los efectos secundarios a largo plazo de estos medicamentos son desconocidos. Si existen métodos que le ayudan a controlar sus síntomas sin medicación, la decisión más prudente es explorar también esas opciones.

Es muy probable que si usted utiliza medicación solamente para tratar sus síntomas OC, cuando deje de tomarla sus síntomas reaparezcan. Ésta es la segunda razón para seguir un programa de autoayuda.

La investigación sobre la clomipramina ilustra acerca de esta preocupación. Cuando los individuos dejan de tomar el medicamento, sus síntomas reaparecen. En un estudio llevado a cabo en el National Institute of Mental Health, más del 90% de los pacientes OC sometidos a un tratamiento con clomipramina tuvieron una reaparición completa de sus síntomas obsesivo-compulsivos originales cuando dejaron de tomar el medicamento, independientemente del tiempo que estuvieron tomándolo. Es como si el medicamento suprimiese los síntomas, pero no los eliminase.

Cuando usted y su médico consideren el uso de medicación, es importante compararlo con otras opciones de tratamiento. En la terapia cognitiva-conductual la tasa de recaída es sólo del 20 al 25%. En un estudio reciente efectuado en el Center for the Treatment and Study of Anxiety del Medical College de Pensilvania, el 90% de los pacientes presentaron logros significativos después del programa intensivo de tres semanas descrito en este libro. Un año más tarde, el 80% de las personas sometidas a estudio seguía manteniendo su nivel de mejoría, y se trataba de los pacientes con las formas más graves del trastorno. Esperamos que las personas con síntomas menos serios experimenten logros aún más importantes y de mayor duración.

10. Aprobar el programa: Relatos alentadores de obsesivo-compulsivos recuperados

Muchos de nuestros antiguos pacientes se mostraron excitados cuando tuvieron noticias de que estábamos escribiendo este libro. Recordaron las dudas que sintieron al principio acerca de ser capaces de cambiar sus síntomas, quisieron transmitir a quienes sufren TOC un mensaje de esperanza y aliento al compartir con ellos sus experiencias.

A continuación, se incluyen relatos del modo en que ellos emplearon las mismas técnicas que usted ha aprendido en este libro para poner fin a la tiranía del TOC en sus vidas.

Preste atención a las diferentes maneras en que estos individuos encontraron la fortaleza necesaria para desafiar a sus miedos y prevenciones persistentes. Esperamos que a través de sus relatos obtenga el valor y la fe que se requieren para lograr sus objetivos.

SHIRLEY

Comenzaremos con Shirley, una mujer de cincuenta y dos años, cuya vida estuvo absorbida por compulsiones durante casi cuarenta y cinco años. Los rituales de lavar y repetir dominaron su vida adulta. En la actualidad, tres años después de completar el programa intensivo de tres semanas, Shirley manifiesta haberse liberado de sus síntomas en un «noventa y cinco por ciento»:

Puedo recordar lejanos síntomas de TOC en primer grado, o incluso en el parvulario. Durante mucho tiempo no supe de qué se trataba. La primera compulsión que recuerdo tenía que ver con atarme los zapatos. Después de que mi madre me los atase, yo me los desataba de un tirón y volvía a atarlos una y otra vez hasta que me parecía que estaban lo bastante apretados. Todavía tengo las marcas en mis pies por haberme atado los cordones de los zapatos tan apretados. Luego, puedo recordar hacer lo mismo con la hebilla para sujetar el cabello. Tenía que estar apretada lo bastante fuerte como para que yo pudiese sentirla.

Siempre tuve problemas con el agua, ya fuese al bañarme, lavar los platos o lavarme las manos. En mi mente siempre parecía haber algo relacionado con el agua, si bien no en la medida de mis problemas cuando alcancé la adultez. Si lavaba los platos, el agua tenía que estar excesivamente caliente, tan caliente que la mayoría de las demás personas ni siquiera hubiese podido tocarla.

Luego esto siguió desarrollándose más y más. A veces podía darme una ducha y sentirme bastante normal. Luego, al día siguiente volvía a sentir la necesidad de ejecutar todos esos rituales absurdos. Tenía que enjuagarme de este modo o girarme de este otro. Nunca pude entender por qué un día podía ducharme normalmente y al día siguiente tenía problemas.

Entonces el problema comenzó a extenderse a otros aspectos de mi vida. Si quitaba el polvo a la casa, volvía a ensuciar y nuevamente me dedicaba a limpiar. ¡Si hubiese comprado acciones en una compañía fabricante de toallas de papel probablemente ahora ya podría retirarme! Continuamente utilizaba toallas de papel para hacer un montón de cosas. Si humedecía una toalla y la pasaba por encima de algo, para mí estaba limpio. Entonces llegué al punto en que tenía que sacar las toallas de papel del rollo de un modo determinado. Por ejemplo, si se salían del rollo o al cortarlas se rasgaban de un modo determinado, me molestaba y no usaba ese trozo. Era fácil consumir un rollo entero en muy poco tiempo.

Pensaba que si no seguía practicando estas pequeñas cosas, éstas se apoderarían de mí y no podría tocar nada. Por ejemplo, podía haber una mancha de unos diez centímetros en el suelo que yo no tocaría de ninguna manera, ni colocaría nada encima de ella. No obstante, si cogía mi toalla de papel húmeda y limpiaba con ella la mancha, el suelo quedaría limpio. De ese modo los rituales me ayudaban.

Era una perfeccionista, pero nunca supe qué era la perfección. Por consiguiente, nunca podía alcanzarla. Si estaba haciendo la cama, alisaba una y otra vez las sábanas, luego me alejaba y me sentía *arrastrada* a regresar para dedicarme a continuar alisando las sábanas hasta que sentía una especie de alivio.

El lavado de manos comenzó a empeorar a mediados de los treinta. Por ejemplo, ir a la lavandería llegó a resultarme difícil. Tenía que mirar todas las lavadoras, por dentro y por fuera, en busca de la que estuviese más limpia. Cuando daba con ella, tenía que limpiarla más, con toallas de papel que sacaba del baño de señoras. Una vez que metía las ropas dentro de la lavadora, tenía que lavarme las manos. A veces estaba en el cuarto de baño y pensaba que no saldría nunca de allí. Me sentía como petrificada. El agua salpicaba todo el cuarto y yo temía que la gente me oyese. No conseguía salir. Pero de algún modo, siempre lo lograba. Luego, cuando llevaba la ropa limpia a casa, si mi marido colocaba la cesta en el lugar que no correspondía, todo estaría sucio para mí y tendría que volver a lavar toda la ropa nuevamente.

Con el transcurso de los años desarrollé nuevos rituales en torno a la repetición de palabras y otros comportamientos. Mientras me vestía por la mañana tenía que peinar mi cabello repetidamente en zonas especiales. Tenía un montón de problemas con la nuca. Me miraba en el espejo y me peinaba considerablemente mientras realizaba algunos rituales. Solía decir: «No, no, no». No tenía un número determinado de veces para repetir la palabra *no*. Simplemente la decía hasta que parecía que estaba bien dejar de hacerlo. La mayoría de las veces me veía en apuros para no llegar tarde al trabajo o a cualquier otro lugar. En esos momentos podía decirme: «Tengo que lograr ir», y luego me sentía libre.

Igualmente, hacía cosas similares mientras me lavaba las manos. Mientras me estaba lavando hacía algunas cositas. Decía: «No, no», un montón de veces. Luego, mientras movía las manos de un lado a otro comenzaba a contar: uno, dos, tres; uno, dos, tres. Comenzaba a contar para apartar mi mente de la tarea de lavarme las manos, pero también eso llegó a convertirse en un hábito.

Muchas, muchas cosas se convirtieron en rituales. Cuando estaba vistiéndome y me abotonaba la prenda, luego tenía que desabotonarla para asegurarme de que estuviese bien abotonada. Y abotonaba y desabotonaba, abotonaba y desabotonaba. Hacía lo mismo con una cremallera. Cuando estaba poniéndome un par de medias, si una pierna rozaba el suelo y yo pensaba que esa zona del suelo probablemente estaba sucia, tenía que quitarme las medias de inmediato y ponerlas en la cesta de la ropa sucia.

Tenía un ritual para casi todo, incluso para poner los platos en el lavavajillas. Tenía que colocarlos perfectamente. Rompí un montón de alcayatas en las bandejas del lavavajillas porque si no estaban de un modo determinado, me sentía frustrada y la desprendía intencionalmente. O la retorcía tanto para que quedase en la posición perfecta, que terminaba por romperla. A veces lavaba los platos dos o tres veces, porque me parecía que no estaban realmente limpios. Hasta tenía un ritual acerca de cómo quitaba los platos del lavavajillas para guardarlos. Ponía un vaso de este modo, o de este otro, de todos los modos imaginables.

Toda clase de interruptores o botones podían ser un problema, incluso en el coche. Encendía las luces, las apagaba, las encendía, las apagaba, y así sucesivamente. A veces bajaba la ventanilla, volvía a subirla, volvía a bajarla. Es algo de lo más extraño. Uno sabe que apagó las luces y sabe que están apagadas. Pero entonces las enciende. No sé por qué las encendía con el objeto de probar que estaban apagadas, pero eso también llegó a convertirse en un hábito.

Durante los últimos años antes de comenzar el programa, todo el día, excepto cuando dormía, estaba preocupaba con mis síntomas. No iba a ninguna parte porque temía ir a lugares. El simple hecho de salir de casa suponía una tarea. Tenía un trabajo de media jornada y, gracias a Dios, pasaba allí la mayor parte del tiempo. Salir del apartamento durante un rato me proporcionaba cierto alivio. Tenía ampollas en las manos de tanto lavar, pero seguía lavando. Mi marido me reventaba las ampollas y yo continuaba. Lloraba con mucha frecuencia, me sentía continuamente cansada y ritualizaba todo el tiempo. Algunos días me los pasaba durmiendo. No quería salir de la cama.

Entonces concerté una entrevista en la clínica. Comencé a llorar sólo con contestar el primer par de preguntas del cuestionario, porque sabía que estaba en el lugar apropiado. ¡Me sentía tan aliviada por el hecho de que alguien realmente supiese lo que estaba pasando! Había llegado a desear dejar de vivir, y ahora pensaba que quizás existiese una oportunidad de mejorar mi vida.

Estaba muy asustada cuando mi terapeuta describió el programa por primera vez, porque me dijo que tendría que ensuciarme las manos y los brazos, y no podría lavarme. No sabía si sería capaz o no de hacerlo. El terapeuta me aseguró que no me haría hacer nada que él no estuviese dispuesto a hacer. Yo le dije que haría cualquier cosa para sentirme mejor. Él dijo que el lavado de manos era uno de las cosas más fáciles de las que liberarse en una terapia de la conducta, de modo que me sentí afortunada. Pero en mi mente no veía cómo iba a funcionar. Un par de noches antes de comenzar la terapia, me sentí muy deprimida. Pensé: «No sé cómo va a funcionar esto. ¿Seré capaz de hacerlo? Y si no funciona, ¿qué me sucederá?».

Al mismo tiempo también me sentía segura, eso iba a funcionar, fuese lo que fuese. Recuerdo que dije a mi terapeuta que me revolcaría sobre excrementos si tenía que hacerlo con el objeto de sentirme bien, porque ya no aguantaba más. Decidí que iba a hacer todo lo que él me dijese que hiciese. No me importaba lo ansiosa que estuviese, ni lo que tuviese que hacer. Debo decir que la terapia no era nada comparado con lo que sufría antes de entrar en tratamiento. Ésa fue la parte realmente sorprendente.

En el primer día del programa el terapeuta me dijo que no podría lavarme. Lo único que me permitió hacer fue cepillarme los dientes. Bien, eso fue un poco difícil de manejar, especialmente ir al cuarto de baño y no poder lavarme después.

Decidí volcar todos mis esfuerzos en el programa. Antes, si estaba tendida en la cama leyendo un libro por la noche y lo sentía sucio, probablemente tenía que tirar el libro. Ahora decidí que iba a terminar con ese tipo de conducta. Decidí que no iba a permitir que algo como eso me molestase, y eso era todo lo que me proponía.

Luego el terapeuta comenzó a mancharme las manos con tinta. Me manchó las manos con tinta roja y negra. Quería que al mirarme las manos supiese que estaban sucias. También quería que la tinta manchase las cosas que tocase rozándolas con las manos. Cuando mis manos transpiraban, algo de la tinta pasaba a las cosas que yo tocaba. Puedo recordar que estaba sentada en una sillón mirando televisión. Cuando aparté una mano del brazo del sillón, en él quedaron las huellas de mis dedos. La tinta me molestó, pero no tanto como pensé que lo haría.

Como dije, decidí que no iba a permitir que estas cosas me molestasen. Me levantaba por la mañana y me ponía desodorante en las axilas transpiradas. En el pasado podría haber hecho eso una vez, pero luego hubiese tirado el desodorante. Mi terapeuta clavó mi peine en un pan de jabón y luego hizo que yo lo utilizase. Me hizo poner desperdicios en mi cama, como kleenex usados, bandas elásticas, trozos de papel, cosas que había en el cubo de la basura. Yo volqué el contenido del cubo sobre la cama, luego me metí en ella y me dormí. Después de un rato uno se olvida de lo que hay allí.

Esto sigue funcionando hasta hoy. Incluso ahora, si siento que algo está sucio, como los zapatos por ejemplo, sigo usándolos una y otra vez, y al cabo de poco tiempo dejo de pensar en que están sucios. Después de que uno continúa exponiéndose a estas cosas, llega a olvidarlo. Simplemente, lo olvida. La exposición es la clave para sentirse bien.

Cuando se me permitió darme mi primera ducha en el programa, estaba petrificada. Mi terapeuta me dijo que tenía diez minutos para hacerlo. Pensé: «Nunca terminaré en ese tiempo. Tendrá que entrar y sacarme a rastras, sé que lo hará, porque no lograré ducharme en diez minutos». Yo solía tardar una hora en ducharme. Muchísimas personas con TOC tardan incluso más tiempo. No se me permitió ritualizar en la ducha. El terapeuta abrió el grifo de la ducha y determinó la temperatura correcta y me dijo exactamente cómo sostener el jabón, cómo lavarme, qué lavarme y cómo enjuagarme. Salté a la bañera y sólo ritualicé un poco. No fue tan malo como yo pensé. Al cabo de ocho minutos, el terapeuta llamó a la puerta para hacerme saber que sólo tenía dos minutos para salir. Cuando cerré el grifo y le dije que había terminado, él me indicó que cogiese el pan de jabón y lo pusiese sobre el lavabo. Al hacerlo, por supuesto, me ensucié las manos.

Entonces el terapeuta dijo que cogiese mi toalla y me limpiase la mano, y que luego secase el resto de mi cuerpo con la toalla. Bien, lo hice, pero esa sugerencia realmente me asustó, porque yo tenía un montón de rituales para secarme. Usaba una toalla para la cara, otra para el cuerpo y empleaba un lado de la toalla para esto, y otro lado para lo otro. No se me permitió hacerlo durante el programa, por supuesto. En ese primer intento fui capaz de ducharme, secarme y vestirme en diez minutos. ¡No podía creerlo! Realmente me sentía bien. Incluso me olvidé del jabón en las manos.

La siguiente vez que me duché, el terapeuta hizo que me lavase el cabello. No me había lavado el cabello hacía años, pues ello me llevaba demasiado tiempo. Acostumbraba ir a la peluquería. Ahora me lavo el cabello cada vez que me ducho. Esa primera vez estaba paralizada: probé a lavarme el cabello y salir de la ducha en diez minutos, y lo logré. Realmente, ello hizo que me sintiese bien porque pensaba en todos los rituales que solía ejecutar mientras me duchaba y ahora no tenía que hacerlos.

El programa está a punto de llegar a ser comprensible. Lo conservo con las herramientas que puedo utilizar para controlar mis síntomas. Por ejemplo, si me lavo las manos y me digo que no estoy haciéndolo bien, una voz en mi cabeza dirá: «Quieres volver a hacerlo». Yo me diré a mí misma: «No, deliberadamente voy a hacerlo mal. Estoy haciéndolo mal; está mal, y no me preocupa». Simplemente elimino esos pensamientos negativos. Si estoy haciendo la cama, a veces me descubro alisando la colcha repetidamente. Deliberadamente arrugo la colcha y luego me alejo. De este modo soy capaz de realizar esas tareas normalmente, sin tener que pasar por ninguno de esos comportamientos compulsivos.

Si siento que algo, por ejemplo un libro de bolsillo, está sucio, sigo usándolo y trato de apartarlo de mi mente, y una semana más tarde podré decir: «Bien, pensé que eso estaba sucio; me pregunto por qué pensé que eso estaba sucio». Si usted evita el contacto con ese objeto, desarrollará más compulsión en torno a él.

Ahora me resulta más fácil entender mi problema. Cuando comienzo a hacer algunas cosas de la manera en que lo hacía antes, ya no pienso que voy a enloquecer. Digo: «Shirley, eres una obsesiva-compulsiva. Ésa es la razón por la cual lo haces. ¡Entonces, deja de hacerlo!». Ahora es mucho más fácil. Cuando uno no entiende el problema se siente muy agobiada.

¡Cuando terminé el programa me sentía estupenda! De hecho, unos días después de terminar la terapia llamé al terapeuta y comencé a llorar. Dije: «No puedo creer que esté tan bien», y realmente lloraba de alegría. No saben lo emocionante que es dirigirse al cuarto de baño y lavarse las manos como lo hace la gente llamada normal, o levantarse por la mañana, vaciar la basura y hacer cosas que la gente normal hace sin pasar por todos esos rituales horribles. Fui capaz de estar lista para ir a trabajar casi una hora más temprano que antes de poner en práctica el programa, porque no pasaba por todos esos rituales al lavarme las manos y peinarme el cabello.

Pienso que el secreto de mi recuperación fue querer restablecerme. Tenía que recuperarme. No quería continuar viviendo de ese modo, y no pensaba que tendría que hacerlo. Toda mi vida estaba absorbida por los síntomas. No podía disfrutar de nada ni de nadie. Sólo con mirar la tele mi mente comenzaba a vagar la mitad del tiempo, preguntándome cómo iba a llevar a cabo esto o lo otro. Me sentía continuamente cansada, completamente agobiada por todo. Ni siquiera estaría aquí sino me hubiese sometido al programa. Lo sé. Estaría muerta o encerrada. Estoy muy agradecida de que no me haya sucedido nada de eso.

Después del programa recuerdo que comencé a caminar por la calle y de repente me sentí muy ligera. Pensé que iba a volar durante un momento, y me dije: «¿Por qué me siento tan ligera?». Entonces empecé a comprender que ya no estaba arrastrando conmigo esa horrible compulsión. Esa horrible carga ya no pesaba sobre mis hombros. ¡Ésa es la razón por la cual me siento tan ligera! Me sentía como una pluma volando calle abajo, y ello me parecía tan fantástico que ya no tuve más esa terrible sensación que tanta angustia me había hecho sufrir.

Hoy, tres años después, diría que aún estoy un noventa por ciento mejor. Ahora trabajo mucho. Tengo dos trabajos. Pienso que la clave de sentirme bien reside en mantenerme ocupada. A veces, si dispongo de un día libre y no tengo nada planeado, no noto gran diferencia. No me entrego a ejecutar un montón de rituales, pero soy consciente de que si permanezco inactiva demasiado tiempo puedo volver a meterme en un montón de problemas por no tener mi mente ocupada. Estar ocupado es muy, muy bueno.

Pienso que hablar del problema también es bueno. Es bueno hacer confidencias a alguien en quien uno puede confiar. Aun cuando la persona no entienda, al menos se le puede confiar el problema. Eso es algo que antes no hacía, y creo que pude haber obtenido ayuda si lo hubiese hecho antes. Por supuesto, al principio no sabía que mi problema tuviese un nombre. Ahora el problema ha salido a la luz, uno sabe que tiene un nombre, que es posible obtener ayuda y que alguien que sufre este tipo de trastornos no es una persona anormal.

Considero que la terapia de la conducta es el único modo de salir adelante. Yo tomé un montón de medicamentos. Por cierto, los medicamentos no ayudan en lo más mínimo a los obsesivo-compulsivos. Ayudan un poco con la ansiedad, pero la clave es hacer frente a los miedos. Las compulsiones son un hábito que desarrollamos y seguimos desarrollando. Mi terapeuta dijo que se requerían casi tres semanas para romper los viejos hábitos y superar todas esas cosas horribles que uno pensaba que nunca iría a superar.

Para mí fue casi como un milagro. Encontrar la ayuda adecuada es la parte más difícil. Estoy muy enojada con los médicos debido a que no tienen conocimiento de la terapia de la conducta para el tratamiento del TOC. Hacernos tomar una píldora detrás de otra no es la respuesta.

Usted realmente tiene que querer recuperarse y poner fin a esas cosas horrendas que dominan su vida. Existen muchas más cosas para vivir que nuestros absurdos rituales. Yo solía sentarme y pensar en el hecho de que las demás personas se preocupaban por la vida y la muerte, sus hijos y la escuela. ¿Y en qué diablos estoy pensando yo? En cómo voy a levantarme y salir, y lavarme las manos y tratar de regresar aquí, al sofá, dentro de dos horas. ¿Eso es vivir? Eso no es vivir; apenas si es existir. Para recuperarse, realmente tiene que querer sanarse y confiar en el programa.

JOEL

Joel es un padre de treinta y dos años, que comenzó a experimentar graves obsesiones aproximadamente tres años atrás. Durante

*los dos años siguientes estuvo atormentado por pensamientos
e impulsos horribles de hacer daño a miembros de su familia. Si
bien pidió de inmediato ayuda profesional, ni la terapia ni los medicamentos que probó le aportaron ningún alivio para su padecimiento.*

*Entonces, hace un año Joel comenzó a aprender las técnicas
de autoayuda de la terapia cognitiva-conductual. A continuación
explica cómo se inició su problema, los modos en que los síntomas han controlado su vida, y cómo utiliza en la actualidad sus
técnicas de autoayuda para controlar sus síntomas:*

Me casé a los veintisiete años, y tuvimos nuestra hija al año siguiente. Me volví muy protector de la niña. Temía muchísimo que
la niña muriese en su cuna o se hiciese daño. No confiaba en mi
capacidad para hacerme cargo de ella.

Una noche yo me encontraba solo en casa, cuidando a mi hija.
Estaba viendo una película policíaca mientras mi hija dormía en
su cuna. Durante un anuncio me dirigí a observarla como hacía
normalmente, tres o cuatro veces por la noche. De repente tuve el
pensamiento de que podía matarla, de que podría estrangularla
con una cuerda o apuñalarla con un cuchillo. Mi reacción inme-
diata fue: «Nunca podría hacer daño a mi hija». Sin embargo, no
podía apartar de mi cabeza del pensamiento negativo. Me sentía
mareado, el corazón me latía con violencia, las piernas se me aflojaron y comencé a estremecerme. Estaba transpirando mucho y de
inmediato tuve diarrea.

Me dirigí al cuarto de baño y permanecí allí durante un minuto, tratando de explicarme lo que estaba sucediendo. Volví a decirme que nunca haría daño a mi hija. Regresé para comprobar
que estaba bien, colocando mi mano sobre su espalda para asegurarme de que seguía respirando. No obstante, el pensamiento per-
sistía. Cuando traté de irme a dormir esa noche, seguí manteniendo el mismo pensamiento: «Podrías matar a tu hija. Adelante, mata
a tu hija», una y otra vez. Supongo que si en esa época hubiese tenido información acerca del TOC, no habría llegado a asustarme
tanto por estos pensamientos.

Durante las dos semanas siguientes no hice más que continuar
con ese pensamiento. Durante tres o cuatro días, por las mañanas
permanecía postrado en la cama. Me sentía muy deprimido, y no podía obligarme a salir de la cama. Finalmente regresé al trabajo, pero
continué alimentando el pensamiento de que podía matar a mi
hija, con la idea de que Dios estaba diciéndome que lo hiciese.

Toda clase de pensamientos aterradores acudían a mi mente, por ejemplo, que la niña era el diablo. Evitaba los cuchillos, y eludía permanecer solo en casa con la niña. Después de casi dos semanas de sufrir esta horrible angustia mental había perdido casi ocho kilos.

Nunca dije nada a nadie. Por último, llegué al punto en que tenía que contárselo a alguien, de modo que se lo dije a mi esposa. Después de explicarle a mi mujer lo que estaba sucediendo y desahogarme, me sentí bien durante tres o cuatro días. Luego, lentos pero seguros, los pensamientos retornaron: «Pudiste haber dado muerte a tu hija». Entonces mi próximo pensamiento sería: «Nunca haría daño a mi hija». Repetirme la frase «Nunca haré daño a mi hija» llegó a ser mi ritual aparentemente incesante.

Mis síntomas empeoraron más y más con el transcurso del tiempo. Continúe trabajando, pero también me pasaba el día llorando y sintiéndome culpable por albergar unos pensamientos tan terribles acerca de mi hija. Durante esta época, en los periódicos apareció la historia de una mujer que mató a sus dos hijos. Yo pensé: «¿Cómo una persona pudo hacer eso a sus hijos? ¿Qué impulsa a una persona a hacer algo semejante?». Durante un par de días me detuve en estos pensamientos, y luego se me pasó. Una noche, pocas semanas más tarde, de repente irrumpió en mi cabeza la idea de que podía enloquecer como la mujer que salió en los periódicos. Entonces llegué a sentirme terriblemente asustado ante la idea de que enloquecería y haría daño a alguien.

Por suerte, continué permaneciendo en casa solo con mi hija porque, incluso al principio, cuando empecé a tener esos impulsos y pensamientos terribles, yo sabía que no debería comenzar a evitar la situación. Si me convencía a mí mismo de que no era capaz de cuidar a mi hija, ya no tendría valor para hacer nada.

Amaba a mi hija más que a nada en el mundo, y la protegería más que a nada, como todo el que tiene un hijo. De pronto, imagino que tengo un impulso de matar lo que más amo, y tengo la reacción física de un ataque de pánico desarrollado al mismo tiempo. ¡Estaba aterrorizado por ello! No sé qué me asustaba más: los pensamientos o los ataques de pánico. Los ataques de pánico venían y se iban, pero el impulso de matarme o de matar a mi hija a veces se volvía constante, mientras estaba trabajando o en ratos de ocio.

Cuando mi esposa me pidió que cuidase a la niña mientras ella iba al supermercado, de inmediato tuve ese acceso de miedo: «Esto es lo que va a suceder; éste es el momento en que voy a perder el control y mataré a mi hija». En otros momentos, tales como cuando estaba en la segunda planta de una galería comercial con mi familia, mirando hacia la planta baja, en forma súbita me asaltaba este pensamiento: «Oh, podría tirarla por encima de la barandilla y estrellarla contra el suelo». Estos pensamientos resultaban terriblemente aterradores y me producían mucha angustia.

A veces cuando me sentía algo cansado o un poco aburrido, estos pensamientos horribles era lo primero que irrumpía en mi mente. Supongamos que estaba sentado a la mesa cenando y hablando con mi esposa y mi hija. Si en la conversación se producía algún intervalo de silencio, de repente tenía el pensamiento: «Bien, puedes extender el brazo y matar a tu hija». Entonces llegaba a sentirme ansioso y comenzaba a transpirar. No podía esperar a irme a la cama por la noche simplemente porque cuando dormía no pensaba en ello.

Llegué a ser tan consciente de cada pensamiento que acudía a mi mente, que mis miedos saltaban de una idea a otra. Mi pensamiento predominante y más doloroso era matar a mi hija, pero luego se extendía a matarme a mí mismo o matar a mi esposa. Llegó a aterrorizarme ver revólveres. Si veía a un policía caminado por la calle, lo primero que hacía era dirigir mis ojos a su revólver. Al instante pensaba: «Oh, puedo coger ese revólver y matarme».

Finalmente me enteré del programa del TOC en el Center for the Treatment and Study of Anxiety. Eso fue aproximadamente dos años después de que comenzaran mis primeros síntomas. Puedo recordar mi primera sesión vívidamente. Pasé la mayor parte del tiempo llorando, porque estaba muy deprimido y no sabía adónde dirigirme. La terapeuta me tranquilizó en el sentido de que no iba a enloquecer, asegurándome que un programa cognitivo-conductual podía ayudarme.

En nuestra primera sesión, la terapeuta me dijo que nunca mataría a mi hija. Yo estuve buscando esa clase de certeza constantemente. También me dijo que el tratamiento de la conducta puede ayudar y que montones de personas obtienen buenos resultados con él, si bien con algunas no ocurre lo mismo. Salí de ese despacho sintiéndome como si estuviese curado para siempre de esos problemas. Ello se debió a que alguien me había dado respuestas. La respuesta más importante que puedo recordar fue que otras personas también tienen ese problema.

También hice mi primera práctica de exposición. La terapeuta me pidió que describiese y grabase en una cinta magnetofónica los detalles de cómo mataría a mi hija. Bien, logré pronunciar casi una frase y no pude continuar. No podía imaginarme siquiera diciendo en voz alta que yo mataría a mi hija. Creía que si lo decía en voz alta, de pronto perdería el control de mis pensamientos. Me resultaba esencial creer que dominaba mi mente. Si lograba decir: «Bien, ese pensamiento no significa nada para mí», entonces no tendría ese problema. No obstante, cuando me asaltaban esos pensamientos, creía que no podría dominarlos, y que llegarían a ser reales. Por lo tanto, atiné a pronunciar una frase y no pude seguir hablando.

En nuestra segunda sesión, tres o cuatro días más tarde, me fue un poco mejor con la grabación. Logré decir: «Iré a casa, perderé el control y mataré a mi hija».

Como deber para hacer en casa después de esa segunda sesión la terapeuta me pidió que escribiese una página describiendo con exactitud el modo en que la mataría. Esta tarea fue dura, porque nunca me permití decir o intentar saber *cómo* iba a matar a mi hija. Simplemente, tenía ese impulso y entonces comenzaba a decir: «Nunca lo haré», y eso era todo. Pero cada vez necesitaba más y más tiempo para convencerme de que nunca haría daño a mi hija.

Por consiguiente, en el programa de exposición empecé a crear situaciones específicas en las cuales podía matar a mi hija. Hacia la tercera sesión fui capaz de escribir un relato de una página acerca de ello. Entonces la terapeuta me pidió que escribiese un relato de tres páginas como deber para el fin de semana. Temía escribir ese relato y cuando lo terminé me sentí agotado. Pero ello me hizo reflexionar y, sinceramente, después de casi cuarenta y cinco minutos de escritura, me sentí mejor. Todavía tenía ese miedo, pero no me sentía compelido a decirme una y otra vez: «Nunca haré daño a mi hija, nunca haré daño a mi hija». No tenía mi típica necesidad de ritualizar. Finalmente conseguí escribir casi cinco páginas.

Mis historias tienden a desarrollarse en la misma dirección general: yo llegaría del trabajo mareado y confuso, saldría del coche, entraría a la casa y perdería el control. Apuñalaría a mi hija y a mi esposa. Incluía a mi esposa en los relatos porque temía hacer daño a otras personas además de a mi hija.

También me asustaba el hecho de que podría llegar a matarme. Por lo tanto, en algunas historias yo llegaría a casa, apuñalaría a mi hija, y mi esposa estaría chillando y gritando. Entonces la apuñalaría a ella. Mi hija diría: «Papá, no lo hagas». Mi esposa gritaría: «No le hagas daño a la niña, no le hagas daño a la niña». Y yo gritaría: «Tengo que hacerlo, esto es lo que he llegado a hacer». Entonces, al final de la historia, me apuñalaba a mí mismo, pero vivía. Llegaría la policía y me sacaría a rastras de la casa. Yo seguía con vida para poder ver cómo había decepcionado a mis padres y a mi familia. Todos pensaban que yo era una escoria humana. Pasaría el resto de mi vida en la cárcel, pero no enloquecería. Sería plenamente responsable de lo que había hecho y lo único que quería era morir, pero no podía hacer nada.

También tenía miedo de que Dios estuviese diciéndome que matase a mi hija. En esta clase de tratamiento, uno necesita enfrentarse a sus miedos lo más directamente posible. En consecuencia, la terapeuta grabó una cinta con la voz de otra persona. En la grabación la voz de un hombre decía: «Adelante, mata a tu hija. Yo soy Dios». Practiqué escuchar la grabación cada noche mientras mi esposa estaba en casa.

Entonces, una tarde mi esposa salió de compras y yo me quedé cuidando a la niña. Me obligué a escuchar la grabación durante una hora, aun cuando me sentía terriblemente inquieto. En el futuro nunca volví a experimentar ese miedo, el miedo de que Dios iba a decirme que matase a mi hija. Todavía conservo el recuerdo de esos pensamientos, pero ya no me angustian.

He avanzado hasta un punto en el cual siento que mi práctica probablemente me ha hecho mejorar un ochenta por ciento. Pero todavía tengo algunos momentos malos. Sé que si pudiese llegar hasta el punto de decir que esos pensamientos ya no me importan, entonces habría terminado realmente con el problema. Quiero llegar hasta el punto en que crea que los pensamientos y las acciones no tienen nada que ver entre sí. Ahora puedo lograrlo la mayor parte de las veces, pero no todas.

Antes de realizar el programa de autoayuda no podía afrontar mis miedos de ninguna manera. Me parecía que un día esto acabaría conmigo. Ahora me siento más seguro. Puedo hacer frente a mis miedos de modo que ya no emerjan con tanta frecuencia. Son muy pocas las ocasiones en que no experimento ningún miedo en absoluto. A veces tengo miedo de hacer daño a mi hija, a mi esposa o a mí mismo. De cuando en cuando tengo un fuerte encontronazo con esos miedos. Pero cuando eso sucede, tengo que hacerles frente. A veces lo logro y a veces no puedo. El programa hizo que me diese cuenta de que cuando me enfrento a la situación que temo y hago que aparezcan los pensamientos negativos, el impulso desaparecerá.

Si empiezo a preocuparme nuevamente con un miedo, generalmente tardo una hora haciéndole frente para recuperar el control. Si realmente me obligo a tener los pensamientos, entonces al cabo de unos treinta minutos llego a aburrirme de ellos. Dejo que los pensamientos me acosen durante la segunda media hora, aun cuando ya no me molestan tanto. En la medida en que me obligo a efectuar esa exposición durante una hora, o a asegurarme de escribir esos treinta minutos adicionales en mi práctica de deberes, supero el punto crítico y soy capaz de continuar mi vida y cuando termino con la práctica me siento cansado.

Un par de meses atrás mi esposa se fue de viaje, dejándome con mi hija. El primer día fue duro. Cuando entré al coche esa mañana mi pensamiento inicial fue: «Bien, puedo estrellar el coche contra un poste». Ese pensamiento realmente me asustó, por lo que traté de mantenerme muy ocupado todo el día. El segundo día fue un poco mejor. Logré poner más orden en mis pensamientos, y me propuse comenzar a afrontar mis miedos directamente. Por lo tanto, cuando me levanté por la mañana, en lugar de apresurarme a salir de casa para ver a alguien o hacer algo, me quedé en casa en compañía de mi hija y jugamos en la sala durante un par de horas. Descubrí que cuando estoy en casa con mi hija durante un período prolongado los impulsos no son tan malos. Es la misma lección: cuando uno afronta sus miedos directamente, al cabo de una hora aproximadamente el impulso comienza a desaparecer.

Antes de someterme a la terapia conductual parecía que iba empeorando progresivamente. Ahora me levanto por la mañana y sé de inmediato si va ser un buen día o un día malo. Me limito a decirme a mí mismo: «Bien, si va a ser un mal día, entonces mañana será un día bueno». También sé que si realizo mi práctica correctamente, el día malo no será tan malo.

ANNETTE

Annette comenzó a experimentar síntomas de TOC siendo niña. Durante más de dos décadas continuamente se preocupaba por la muerte y las enfermedades crónicas: cáncer, tumores cerebrales, leucemia, esclerosis múltiple. En sus intentos por aliviar sus miedos, desesperadamente buscaba la opinión tranquilizadora de algún experto. A los treinta y dos años comenzó el programa de tres semanas. Seis años más tarde, ésta es su historia:

Los primeros síntomas que puedo recordar fueron aproximadamente a los siete años. Acabábamos de mudarnos a una casa nueva. Comencé a desarrollar un miedo irracional de que algo horrible iba a sucederle a mis dientes. Siempre he detestado ir al dentista; tengo caries desde los cuatro años. Ahora sé que lo peor que podía haber ocurrido es que se me cayesen todos los dientes. No obstante, tenía un pánico real de que ocurriese algo impreciso y horrible. Después de casi un año ese miedo pareció desaparecer.

Recuerdo que dos años más tarde encontré unos libros de medicina pediátrica que pertenecían a mi tío y me puse a mirar las explicaciones de todas esas horribles enfermedades que pueden sufrir los niños. Pedí a mi tío que me prometiese que yo no iba a tener esas enfermedades. Esas preocupaciones duraron años. Llegaba a sentirme presa del pánico a causa de mis pensamientos y buscaba a mi tío. Él me tranquilizaba, y eso me ayudaba por un rato, pero luego las preocupaciones regresaban.

Mis padres siempre trataron de protegerme de la muerte y el dolor. Pienso que eso tuvo un efecto adverso en mí, porque nunca aprendí a hacer frente a nada que fuese desagradable. Cuando estaba en la escuela elemental una de mis amigas enfermó de leucemia. Yo realmente creí que ella iba a ponerse bien, que los médicos iban a salvarla. Pero mi amiga fue empeorando progresivamente, hasta que murió. Su muerte me produjo un gran impacto. En cierto sentido era como crecer: no existen garantías, y no siempre la medicina puede salvarnos. Ese acontecimiento tuvo un efecto persistente sobre mí.

En mis años de adolescente comencé a tener miedo de enfermar de cáncer. Hablaba a la gente acerca de ello y observaba su reacción. Si decían: «Sí, yo también le tengo miedo al cáncer», entonces mi ansiedad aumentaba. Tenía que volver a hablarles, para buscar que me asegurasen que todo iba a ir bien. Quería que ellos me diesen garantías de que no iba a morir de cáncer, de que nada malo me sucedería.

Pronto me centré en la leucemia, la esclerosis múltiple y los tumores cerebrales, porque había conocido personas que tenían esos problemas. Me preocupaba que tales enfermedades fuesen contagiosas. Los médicos me aseguraron que no lo eran, pero nadie sabía a ciencia cierta las causas por las cuales la gente contraía esas enfermedades. «Bien –pensaba–, si no se sabe cómo la gente contrae esas enfermedades no se puede tener la certeza absoluta de que no son contagiosas.»

Estos miedos básicos permanecieron a lo largo de toda mi vida. Cuando leí un artículo unos pocos años atrás sobre la teoría que asociaba el cáncer con la angustia, creí que iba a enloquecer. ¡Sentí que iba a hacer que contrajese el cáncer debido a la angustia de preocuparme por ese mal incurable!

Continuamente preguntaba a personas tales como enfermeras, mi tío, mi padre, sobre estas enfermedades. «¿Qué piensas de este bulto que tengo en el brazo? ¿Te parece algo grave? ¿Me prometes que no es cáncer?». Después de un rato comenzaba a odiar ver a mi tío, pues debía esforzarme para no formularle preguntas. Al mismo tiempo, mientras estaba con él me sentía compelida a pensar en todas las cosas que me inquietaban, a fin de poder preguntarle si yo iba a estar bien. Era siempre una lucha: ¿Le pregunto por estas cosas o me las callo? Este conflicto era demasiado para mí. Me resultaba más fácil dejar de verlo por completo.

Siempre existía otra pregunta. Yo pensaba para mis adentros: «¿Y qué pasa si una de esas enfermedades está en este pantalón? ¿Qué pasa si este limpiador que estoy usando está contaminado con gérmenes?». Siempre había un bulto o una peca, una molestia o un dolor. Por ejemplo, yo sabía que había una conexión entre los magullones y la leucemia, puesto que se trataba de un trastorno sanguíneo. Cuando estaba ansiosa, me apretaba el pulgar una y otra vez hasta el punto de llegar a provocarme una leve magulladura. Entonces telefoneaba al médico y le decía: «Me he tocado el pulgar y está amoratado». Incesantemente me surgían preocupaciones como ésas y buscaba que me tranquilizasen.

Nunca pronunciaba las palabras *cáncer* o *leucemia*. Ni siquiera escribía estas palabras, pues eran un mal presagio. Me darían mala suerte.

Tenía sólo un par de rituales que mágicamente me hacían sentir segura. Si tocaba a alguien que estuviese contaminado con cáncer, entonces necesitaba tocar a una persona «fuerte», como mi tío o mi padre, a fin de sentirme de algún modo «protegida». A veces lavarme ayudaba, pero no sólo las manos. Con el objeto de sentirme a salvo, tenía que lavar todas las ropas que estaba usando antes de lavarme yo. Todo lo que yo había tocado debía ser lavado.

La energía nuclear llegó a convertirse en un problema. Y la radiación. Y los productos químicos que provocan diferentes clases de cáncer. Yo vivía cerca de una planta de energía nuclear. Solía telefonear a sus 800 empleados para saber cuántas radiaciones estaban siendo emitidas cada día y la dirección en la cual soplaba el viento para decidir si era conveniente salir de casa. Siempre que conducía el coche cerca de la planta de energía nuclear subía las ventanillas, como si de algún modo eso me ayudase a protegerme.

Leí muchísima información sobre todos estos miedos. La parte que no podía descubrir era qué cantidad de exposición a estos productos químicos o gérmenes se requería para causar problemas de salud. Eso era para mí el eslabón perdido. No podía conseguir equilibrarme, no lograba obtener perspectiva. Si tenía que someterme a una radiación de rayos X, me sentía a punto de perder la razón. Tuve que hacerme una radiografía de un diente. No se me ocurrió decirles, por ejemplo, que creía estar embarazada, de modo que me ví obligada a explicar por qué no quería que me hiciesen una radiografía. Me tenía sin cuidado la cantidad de veces que leí folletos diciendo que ése era un nivel de radiactividad bajo. Yo estaba convencida de que iba a afectarme y no podía confiar en que nadie me diría la verdad.

Me encanta la pesca, pero leí artículos sobre las clases de cáncer provocados por peces contaminados que habían descubierto en los Grandes Lagos. Por consiguiente, cuando capturaba un pez lo examinaba con mucho cuidado. Si observaba cualquier marca sobre su cuerpo, entonces me sentía al borde de la locura. «¿Cómo voy a sacar este pez de mi anzuelo? ¿Cómo voy a volver a tocar este anzuelo?» Por lo tanto, cortaba la línea. Los señuelos son caros. Cuestan tres, cuatro, a veces cinco dólares. ¡Perdí un montón de señuelos! Simplemente, no podía volver a tocarlos. Recuerdo haber interrogado a un guardabosque en un lago sobre esas marcas en los peces. El hombre me las explicó, pero yo no me quedé satisfecha. Conseguí formular la pregunta en una serie de modos diferentes en un intento por disminuir mi ansiedad. Pero nunca podía hacer que ésta disminuyese. Ninguna respuesta me resultaba satisfactoria, independientemente de la cantidad de preguntas que hubiese formulado.

Sólo sabía que iba a contraer esa enfermedad. Iba a afectarme. Iba a destruirme. Mi muerte sería lenta y dolorosa, y completamente horrible. Moriría presa del pánico. No estaría en condiciones de escaparme, ni sería capaz de detener la enfermedad. Una vez que contrajese el cáncer, no podría vivir tranquila. Sería un espectáculo horroroso durante meses.

El primer día que comencé el programa del tratamiento tuve una entrevista con mi terapeuta y el director del programa terapéutico. El director me preguntó qué era lo que temía. Yo dije: «A la leucemia», y él replicó: «Podemos conseguir un poco de sangre contaminada con leucemia». En ese momento las rodillas se me aflojaron. Sentí que la sangre huía de mi cabeza. Apoyé un pie contra la pared para sostenerme, y recuerdo que pensé: «No puedo hacer esto, tal vez no pueda hacerlo».

En lo único que era capaz de pensar era en el hecho de tener que tocar esa sangre. Miré a mi terapeuta, y era obvio que él estaba de acuerdo con el director. Fue como descubrir de repente que estaba en territorio enemigo. Sabía en qué consistía la terapia de exposición, pero no creí que iba a sentirme tan mal. Pensé que tal vez usaría binoculares para mirar dentro del cuarto de un paciente con leucemia para comenzar con la exposición, luego tendría que permanecer fuera de la habitación y saludar al enfermo con la mano. Quizás abriría la ventana y la cerraría muy rápidamente, ¡pero nunca tocaría la sangre! Más tarde, ese mismo día, llamé por teléfono a mi mejor amiga y le dije: «Vé a buscarme al aeropuerto, voy a hacerte una visita». Ella me dijo que no podía marcharme. Le expliqué en qué consistía el programa de tratamiento, pero ella insistió en que yo debía permanecer en casa. Seguimos hablando hasta que acepté sus razones.

Trabajamos con la práctica imaginaria durante el programa. Por ejemplo, con respecto a la leucemia, realicé una grabación extensa sobre las consecuencias que temía. Las fantasías me asustaron mucho, pero las practicamos un día tras otro. Muy pronto, al oír la misma historia seis o siete veces, escuchando tanto por la mañana como por la tarde, llegó a resultarme menos temible.

Al mismo tiempo estaba trabajando con mi miedo a la médula ósea. Mi terapeuta me hizo ir a la carnicería, comprar algún hueso con médula, luego conducir llevando el hueso en el coche, tocándolo y poniéndolo sobre mis ropas y mi cara. No se me permitió lavarme las manos durante días. Incluso salimos a comer sin que yo me lavase primero las manos. Yo me sentía como una persona totalmente trastornada. Tenía la sensación de estar muy sucia.

Entonces dormí con el hueso con médula debajo de la almohada. Conduje mi coche por toda Filadelfia con las manos sucias, caminé entre gente sucia y llevé a todos los lugares a los que iba una bolsa de papel con el hueso con médula dentro. Al cabo de tres o cuatro días el hueso con médula no me molestaba mucho, porque sabía que a continuación venía la práctica con sangre contaminada con la leucemia. Era como si trabajar con el hueso con médula fuese estar en la escuela de enfermería.

El primer día que practicamos con sangre, mi terapeuta puso el frasco sobre el brazo del sillón que estaba junto a mí. Al día siguiente colocó el frasco sobre el sillón, quitándole el tapón. El próximo día tuve que tocar la sangre. Luego, me toqué la cara con las manos. Mi terapeuta hizo lo mismo. De alguna manera yo sentí que si él podía hacerlo, entonces no era tan malo.

En una sesión ulterior pusimos la sangre en un frasco pulverizador y pulverizamos toda mi casa con ella. Comí bocadillos después de haber pulverizado la sangre sobre mis manos.

La primera vez que toqué la sangre lloré, porque sabía que estaba muriendo. Sabía que no tenía esperanza. Sentía que la lucha estaba perdida y que yo iba a morir. Había hecho lo peor que podía hacerse. De algún modo, eso me ayudó a hacerlo. Ya no había motivos para seguir luchando, por lo que podía entregarme. Del modo en que estaba viviendo ya estaba muerta. Vivía continuamente asustada, y la gente pensaba que estaba loca. Me obsesionaba por cosas a las que nadie más hubiese prestado atención. Ésa no es forma de vivir. Era como si el mundo estuviese sincronizado y yo no lo estuviese.

Después de una semana, ya no me asustaba la sangre. No estaba segura acerca de si podría morir a causa de haberla tocado, pero ya no me inquietaba. Una razón que me aportaba tranquilidad era el hecho de confiar en mi terapeuta. También era cierto que ya no podía vivir con ese intenso nivel de ansiedad. Y, en tercer lugar, comencé a aprender métodos para manejar mi ansiedad. Una vez que descubrí que existían otros métodos además de mis rituales para manejar mi ansiedad, entonces pude comenzar a creer que era normal. No dejé de tener los pensamientos inquietantes, pues seguía pensando: «¿Qué pasa si esa sangre realmente me hace contraer la leucemia?». Pero entonces me decía: «¿Y qué? Ahora ya no puedo hacer nada. Está hecho. Si algo va a sucederme, ya escapa a mi control».

Comencé a pensar de manera más lógica. «A menudo las personas entran en contacto con la sangre de otros. Por ejemplo, la gente que entra en la sala de urgencias, las personas que van en ambulancias. Estas personas no sienten pánico. Puedo relajarme, me hará bien.» Cuando me pongo a pensar de este modo, entonces no llego a sentirme ansiosa. Empecé a creer lo que cree el resto del mundo.

Tuve un fuerte impulso de lavarme la vez que toqué la sangre. Logré controlarme apretando los puños y tratando de mantenerme ocupada. Fui al cine, viajé en autobuses y traté de estar rodeada de gente. Caminé, caminé y caminé. En un autobús había un borracho que no lograba mantenerse erguido en el asiento. Todos se reían de él, y el hombre estuvo a punto de caerse. Yo pensé: «Este hombre está sucio y quién sabe qué enfermedad tiene». Pero me obligué a acercarme al hombre y lo incorporé en el asiento. A partir de ese momento me alegró no sentir pánico. Cuanto más hacía cosas como ésa, menos pánico sentía. Cuanto menos pánico sentía, más fuerte me volvía.

Al principio, mi momento de mayor ansiedad lo pasé al tocar la sangre. Sin embargo, pronto la ansiedad aparecía sólo en el momento en que tocaba la sangre. Aprendí que todo lo que tenía que hacer era realizar la acción y, seguidamente, dejaba de sentirme mal. Ése era mi incentivo. Yo pensaba: «Si quiero librarme de esta ansiedad, entonces debo hacerlo». Y entonces lo hacía y mi ansiedad comenzaba a disiparse. En el pasado, cuando hacía algunas de estas cosas por error, la ansiedad se elevaba súbitamente durante días. La ejecución *deliberada* de una acción hacía que la ansiedad desapareciese.

Después de trabajar con mi miedo a la sangre, viajamos hasta la planta de energía nuclear para hacer un picnic. Eso me resultó muy aterrador, pero no sólo porque la planta de energía nuclear tenía cierto nivel de radiactividad, aunque bajo. Mi amiga de la escuela elemental, que murió de leucemia, había vivido cerca de allí. Yo estaba convencida de que ella había contraído la leucemia por culpa de la central nuclear.

Ese día hicimos nuestro picnic en la nieve, junto a la central. Mi terapeuta y yo comimos un poco de nieve porque, como se sabe, la nieve conduce la radiactividad hacia el aire. Abrimos el maletero, sacamos el frasco con la sangre y lo depositamos sobre la nieve. La sangre siempre estaba a nuestro alrededor. Aun cuando no hiciésemos nada con ella, tenía que estar allí.

Luego entramos a la central nuclear. Mi terapeuta insistió en que nos permitiesen recorrerla, pero la persona encargada de guiar a los visitantes no estaba disponible. Por supuesto, mi pensamiento era que la persona que guiaba a los visitantes no estaba disponible porque se había producido algún tipo de accidente nuclear. Ahora, pensaba yo, tanto el terapeuta como yo estamos expuestos a todo, de modo que ambos vamos a morir. ¡Al menos no voy a estar sola!

Al final del programa, mi terapeuta viajó conmigo hasta mi casa, llevando con él el frasquito de sangre. Pusimos la sangre dentro de un pulverizador de plantas y la mezclamos con agua. Luego pulverizamos toda la casa con esa mezcla. Él abrió las alacenas y pulverizó platos, fuentes y cubertería; vertió un poco en el humidificador. ¡Fue repugnante! Pulverizó la cafetera y luego bebimos café. En la medida en que no realizaba rituales, me sentía bien.

Cuando terminé el programa me sentía muy fortalecida. Tenía la sensación de estar haciéndolo bien. Ya no tenía miedo de esas cosas. Ocasionalmente tenía pensamientos de que mi terapeuta estaba equivocado, pero tales pensamientos no tuvieron un impacto fuerte. Me parecía que si él estaba equivocado, entonces también lo estaba la mitad del mundo y todos nos hallábamos en una situación difícil. Por consiguiente, yo al menos estaba más sincronizada con todos los demás y me sentía realmente orgullosa de mí misma por haber cumplido el programa. Telefoneaba a mis amigos y les decía: «Imagina qué fui capaz de hacer». Al escuchar mi relato, mis amigos me decían cosas como: «¡Dios, yo no tengo el valor que tienes tú! Nunca hubiese podido hacer eso».

Han transcurrido seis años desde mi programa. No creo que el cáncer sea contagioso. Si lo es, lo es, y si no lo es, no lo es. No tiene importancia. No tengo ningún temor respecto de la leucemia. Puedo ir a trabajar con pacientes de leucemia. Pienso que tengo una prevención normal en relación con la radiactividad. No me gustan los rayos X, pero a veces hay que pasar por ellos. Me hago radiografías de los dientes cuando es necesario. No me hago radiografías cuando estoy embarazada. Probablemente soy más sensible a la radiación que la persona media que nunca ha pensado en ello, pero esto no me domina. Digo: «De acuerdo, ¿es necesario que me haga una radiografía? Si lo es, dejaré que me la hagan. Y si no lo es, no lo permitiré». Diría que he mejorado un noventa por ciento.

Me gustaría decir una cosa a las demás personas con TOC. No tienen que vivir de ese modo. Probablemente siempre existirá una tendencia a tener síntomas, pero es innecesario vivir abrumado por ellos. Si estas personas pueden confiar lo suficiente en el programa y luego deciden *realizarlo, hagan* las acciones pertinentes y entonces el problema llegará a ser manejable. Puede resultar manejable para siempre una vez que se tienen las herramientas para ponerlo bajo control. Puede regresar, pero nunca como antes. No creo que vuelva a absorberme, aun cuando reconozco que siempre tendré una tendencia a preocuparme. Pero ahora sé qué es lo que necesito hacer. Usted no lo sabrá a menos que *realice el programa.*

KATE

Como Annette, Kate experimentó por primera vez los síntomas de preocupaciones obsesivas a una edad temprana, los trece años. Sus miedos dominaron su vida durante quince años e incluyeron rituales de lavar, verificar y repetir, así como obsesiones acerca de llegar a hacerse daño a sí misma y a su familia. Seis meses después de haber participado en el programa, habló sobre su recuperación:

Tengo veintinueve años, estoy casada y soy madre de un niño. Mi problema obsesivo-compulsivo ha convertido todos los aspectos de mi vida en una auténtica lucha. Interfirió en el desarrollo de mis relaciones personales y en el de mi carrera. He consumido muchísimo tiempo y energía protegiéndome del peligro. Una de las razones principales que me llevó a buscar ayuda se debió a los miedos que tenía respecto de mi niño.

Yo me sentía orgullosa porque había tenido éxito en mi carrera, a pesar del obstáculo que suponía mi TOC. Pero a través de este programa y mediante las conversaciones que mantuve con otras personas acerca de mi problema he sido capaz de superar en parte la vergüenza que siempre he sentido al respecto. Realmente estoy muy feliz con los resultados del tratamiento. Si bien todavía me queda mucho por hacer, resulta increíble lo que he logrado. Nunca pensé que algo pudiese ayudarme. He probado muchísimas cosas y nada funcionó.

Mis síntomas comenzaron cuando tenía trece años, pero tengo la impresión de que estaban latentes desde mucho antes. De niña solía ser muy supersticiosa. Si usaba un determinado vestido un día y ese día me había ocurrido algo malo, temía volver a ponérmelo. Lo dejaba colgado en el armario. Analizándolo con perspectiva, pienso que se trataba de un síntoma OC.

En la escuela secundaria, cualquier situación que pudiese estar remotamente conectada con el peligro quedaba excluida para mí. Por ejemplo, temía caminar por el bosque porque asociaba la naturaleza con esas películas donde las personas van de camping y aparecen unos tipos que los matan con una sierra de cadena. Toda vez que me encontraba en un bello lugar natural, esto es lo que pensaba al respecto: algún loco asesino está oculto en los alrededores. Cuando veía cuchillos no pensaba en que eran para cortar hortalizas, pensaba en la posibilidad de ser apuñalada. En un momento dado, estos pensamientos evolucionarion hacia el temor de ser yo quien apuñalase a alguien con un cuchillo. Hasta llegué a temer los taladros, porque había visto una película en la que alguien hería a alguien con un taladro hasta matarlo. Racionalmente, yo sabía que ninguna de estas cosas sucedería, pero los pensamientos seguían asustándome.

Me preocupaba que de repente haría algo que me dañaría. Cuando iba a los parques de diversión con mis amigos, no podía participar en los juegos que simulaban viajes. Una vez, estando ya en la facultad, fui a Disneylandia con un grupo de amigos y participamos en la simulación de un viaje por una montaña que reproducía el Matterhorn o Monte Cervino. Se trata de una excursión por una montaña rusa que pasa a través de una montaña simulada hecha de yeso mate. Se viaja a través de túneles. Yo temía tener el impulso súbito de ponerme de pie, sin ser capaz de controlarme y permanecer en mi asiento, lo cual me provocaría la muerte.

Mis miedos obsesivos me convirtieron en una persona dependiente, y ello resultaba humillante. Tenía miedo de que algún loco escapado de un asilo mental irrumpiese en nuestra casa y me matase. O que un espía se escondiese en mi casa, me tomase de rehén y luego me matase. Toda vez que un avión volaba sobre mi casa, yo temía que pudiese llevar una bomba atómica. Si advertía una pequeña pulga en una pierna, pensaba que me había envenenado la sangre. Vivía asaltada por el terror constante de sufrir un aneurisma en forma repentina. Era como estar en una guerra, internada en un campo de concentración donde no se sabe si nos van a matar al momento siguiente.

Pasé un año fuera de casa mientras asistí a la facultad, pero allí no hacía más que tropezar con dificultades y finalmente regresé. Recuerdo que ese año tuve acné, por lo que el médico me prescribió tetraciclina. Tenía que abrir las cápsulas y mezclar su contenido con jugo de naranja, porque temía tomar la cápsula entera. Me preocupaba que alguien hubiese podido poner dentro de la cápsula drogas envenenadas. Por lo tanto, una vez que ponía la mezcla en el jugo de naranja y lo agitaba, no bebía todo el líquido. Imaginaba que si había algo de veneno en la mezcla y yo no la bebía toda, tenía probabilidades de sobrevivir. Aceptaba esta clase de rituales como parte de mi vida. Evitaba muchos alimentos. Nunca compraba alimentos a los vendedores callejeros. Sólo compraba alimentos frescos y los cocinaba yo misma. No compraba barras de caramelos o alimentos envasados en los que alguien hubiese podido colocar drogas. Esto resultaba terriblemente vergonzante y yo trataba de ocultarlo.

A pesar de estos problemas, logré conservar un buen trabajo, contraer matrimonio y tener un hijo. Las cosas empeoraron cuando quedé embarazada. Me asustaba tanto que le sucediese algo al feto, que temía comer cualquier cosa. Cuando una mujer está embarazada, la gente continuamente está diciéndole qué alimentos son inconvenientes en ese estado. Eso realmente me impactó. Temía comer carne. Temía comer pollo debido a los incidentes recientes de salmonela. Temía incluso comer huevos. Racionalmente sabía que basta con cocinar los alimentos para librarse de la salmonela, pero yo temía, por ejemplo, que si tocaba al pollo y luego tocaba a alguna otra cosa, la contaminaría.

Toda comida estaba cargada de ansiedad. Cada vez que iba de compras tenía que examinar todo lo que compraba, porque ya no se trataba sólo de protegerme a mí misma, sino al bebé. Mi esposo y yo dedicábamos mucho tiempo a la compra en la tienda de comestibles, y luego una vez que llegábamos a casa tirábamos las cosas. Sacaba de la bolsa una lata de tomates y si comprobaba que tenía una abolladura insignificante, la tiraba porque temía que de algún modo estuviese contaminada con el botulismo.

En la época en que nació mi bebé todavía tenía miedo de que la comida estuviese contaminada con botulismo y salmonela. Pero el temor mayor era el de perder el control y hacer daño a mi hijo. En la televisión vi un programa sobre psicosis de posparto, en el cual se hablaba de mujeres que se volvieron psicóticas después del nacimiento de su bebé y mataron a sus niños. Por consiguiente, comencé a temer que yo también pudiese volverme psicótica y matar a mi hijo.

Desarrollé toda clase de rituales en torno a mi niño. Tenía que lavarme las manos cuatro o cinco veces antes de cogerlo. Cuando le cambiaba el pañal, se lo ponía y luego me parecía que no estaba bien puesto. Procedía a levantarle las piernas y mover el pañal un poquito, y luego moverlo un poco más. Le ataba el pañal y luego lo desataba, y volvía a atárselo hasta que me parecía que quedaba bien.

La parte más dura era ponerlo en la cama por la noche. Lo dejaba en la cama, luego tenía que levantarlo, repitiendo estas acciones una y otra vez. Lo tapaba con la manta y luego lo destapaba, volviendo a repetir esta secuencia una y otra vez. No podía volver a entrar para mirarlo una vez que lo había dejado en su cama y abandonaba su cuarto. Mi marido tenía que ir a verlo y comprobar que estuviese bien. Yo sabía que si iba al cuarto del niño comenzaría nuevamente mis rituales. Cada vez que entraba a su cuarto, tardaba cinco minutos antes de poder marcharme. Por lo tanto, una vez que lograba salir del cuarto del niño no quería volver a entrar.

Después de tener el niño me di cuenta de que las cosas iban empeorando. Mi marido también comenzaba a presentar problemas. Yo era muy exigente con él. Él trabajaba a jornada completa durante el día, y luego yo no quería que dejase la casa por la noche pues temía estar sola con el niño. Esto provocaba un montón de problemas. Por consiguiente, habíamos decidido apelar a la ayuda de una consejera matrimonial. Yo le hablé sobre mi problema y ella me puso en antecedentes del programa de tratamiento. Estaba muy asustada antes de ir a la clínica. Me resultaba muy difícil abordar este problema de manera específica, porque siempre estaba soslayándolo.

Cuando me describieron el programa, decididamente lo comprendí. Pensé que realmente podría funcionar para determinadas cuestiones. Con todo, pensé que sería demasiado difícil realizar ciertas cosas. Recuerdo que cuando me explicaron la técnica de la exposición, me dijeron que tendría que dejar de efectuar mis rituales. Yo respondí: «Por supuesto»; pero para mis adentros pensé: «De ninguna manera». El terapeuta dijo que podríamos ir a un barrio infectado de drogas y comer algo sacado de la tierra. Esa parte del programa me pareció aterradora.

Cuando la superamos, fui capaz de hacer cualquier cosa. En realidad, nunca fui a ese barrio infectado de drogas a comer algo procedente de la tierra, pero hice cosas comparables. Había un tipo que vendía *pretzels* en un chiringuito al borde de la autopista. Vestía un mono y su aspecto era realmente ruin. Los *pretzels* estaban expuestos sobre cartones de embalajes de leche. Compré uno y me lo comí todo. Era casi como comer algo sacado de la tierra en un barrio infectado de droga. Me sentí aterrorizada, pero no sucedió nada.

Creo que he mejorado un setenta y cinco por ciento. Mi problema OC todavía me acompaña, y yo sé que siempre va a estar conmigo, pero también sé que puedo hacer algo al respecto. No tengo que seguir empequeñeciendo mi mundo progresivamente, como solía hacer. Antes del programa, no creía que hubiese ninguna esperanza para mí. Creía que no había nada que yo pudiese hacer para sentirme mejor. Mi actitud ha cambiado completamente después del programa. Ya no me siento víctima de mi enfermedad. Ahora sé que la controlo.

Los miedos que he tenido acerca de hacer daño a mi hijo virtualmente han desaparecido. Disfruto con mi hijo una libertad que antes no tenía. En esas raras veces en que tengo pensamientos de hacerle daño, sé que no son más que pensamientos y mi miedo respecto de ellos es mucho menor. Puedo bañar a mi hijo. Puedo entrar a su cuarto y comprobar si está bien por la noche. Toco su cara y no me siento compelida a volver a tocarlo. Permanecí sola con mi hijo durante dos semanas mientras mi marido estuvo fuera. Antes, me sentía como si fuese una vieja inútil, como si no pudiese hacerme cargo del niño. Ahora siento que realmente puedo ser su madre y este cambio es maravilloso.

Cuando tengo pensamientos o impulsos obsesivos momentáneos, ya no me asustan. Utilizo esos momentos como oportunidades para practicar mis técnicas para dominarlos. Esta noche, por ejemplo, cuando pensé en hablar con mi terapeuta, comencé a repasar mis miedos. Entonces lancé una mirada a un cuchillo que estaba sobre el mostrador de la cocina, y de repente sentí miedo. Por lo tanto, cogí el cuchillo y lo sostuve contra mi pecho como una práctica de exposición. Eso alejó la amenaza.

También sé que este trastorno, al menos en mi caso, parece ser cíclico. Pienso que existirán períodos de tiempo en los que tendré más ansiedad que en otros, pero no creo que la ansiedad vaya a controlar mi vida nuevamente.

Una cosa que aprendí es que es más difícil considerar con anticipación la ejecución de la práctica de exposición que hacerlo realmente. La práctica es dura, por supuesto, pero siempre funciona. El miedo siempre disminuye al cabo de cierto tiempo. Cuando continué con el programa llegué a creer eso. Hubo veces en que mi terapeuta y yo nos subíamos al tejado durante una sesión de práctica. Yo decía: «No puedo soportarlo, no puedo soportarlo. Voy a volver adentro». Él continuaba alentándome, diciendo: «Limítese a permanecer aquí afuera. Si puede permanecer aquí más tiempo, el miedo va a disminuir». Y así fue. Mi miedo fue disminuyendo progresivamente y de manera sostenida. En lugar de sentirme avergonzada por tener este problema, me esfuerzo por sentirme orgullosa de haberlo superado.

Mi consejo a todos quienes sufren TOC es que busquen ayuda. Les recomiendo seguir el programa o acudir a un médico que utilice la práctica de exposición. Es el único camino. También considero que es importante hacer alguna clase de manejo de la tensión junto con las exposiciones. Ahora yo realizo ejercicios de relajación todos los días. En mi opinión, todos los que sufren un trastorno de ansiedad deberían aprender a relajarse.

GUSTINA

Gustina es una madre divorciada de cincuenta años, con dos hijos adultos. Veinte años atrás comenzó a desarrollar los rituales

de lavado de manos. Gradualmente, con el curso de los años, ritua-
les nuevos entraron en su vida cotidiana hasta que estuvo prácti-
camente consumida por ellos. La historia de Gustina es especial,
pues superó la mayoría de sus síntomas del TOC empleando las
técnicas de autoayuda y sin ningún respaldo profesional:

Sufrí una seria depresión en 1969. Tenía treinta años entonces
y me veía envuelta en toda clase de problemas conyugales y familiares. Hasta ese momento no tuve ningún indicio de TOC: ni
en mi infancia, ni en mis años de instituto. Pero después de llegar
a sentirme deprimida desarrollé el impulso de lavarme las manos.
Era un miedo a la contaminación que me urgía a lavarme. Yo realmente no sabía cómo se me había metido en la cabeza la idea de
que mis manos estaban contaminadas.

Me pasaba el día lavándome las manos. Al principio sólo tenía
que hacerlo cuando me disponía a comer o a cocinar. No me preocupaba tener las manos sucias, pero si tenía que comer o preparar la comida, debía lavármelas una y otra vez. No actuaba con lógica, porque de lo contrario no hubiese experimentado ese miedo.

No sé si podría decir que se trataba de miedo a los gérmenes
per se, pero era un miedo a la contaminación. Ahora que miro hacia atrás, pienso que tenía miedo de caer en la depresión si no me
lavaba las manos. El miedo a volver a caer en la depresión me aterrorizaba, porque eso es un infierno en vida y no hubiese sobrevi-
vido de haber pasado por él una segunda vez. También temía llegar a sentirme ansiosa. Quería evitar la ansiedad. Pero mi ansiedad crecía progresivamente. Si al menos se hubiese mantenido en
ese nivel bajo, hubiese podido tolerarla, pero mi ansiedad iba
en aumento.

De lavarme las manos, pasé a ponerme guantes para limpiar
la casa. Luego, procedí a separar todas las cosas que estaban en la
cocina. Tenía mi apartado especial de la nevera para la comida.
Nadie estaba autorizado a tocarla o utilizarla. Luego ya no podía
tolerar vaciar las papeleras, pues de ese modo se esparcía el polvo
en el aire, lo cual podía contaminar la comida. Llegué hasta el
punto de limpiar la casa sólo en una noche determinada, porque
debía preparar todo de antemano. Tenía que asegurarme de que las
alacenas estaban cerradas en forma correcta, con el objeto de proteger los alimentos. Comencé a tener problemas con el uso del
cuarto de baño. Yo me ajustaba a una rutina rígida que me ocupaba treinta y cinco minutos. Tenía que lavarme las manos repetidamente después de utilizar el cuarto de baño. Debía lavármelas en

el grifo de la bañera, porque así podía moverme con más libertad. El lavabo me resultaba demasiado pequeño. Puedo recordar que me inclinaba sobre la bañera durante tanto tiempo, que la espalda y los músculos de las piernas me dolían atrozmente. Después de dos o tres minutos de permanecer inclinado hacia adelante, uno puede comenzar a sentir un dolor semejante.

Todo ritual tenía que ser tan preciso y minucioso, que no podía desviarme en lo más mínimo. Si lo hacía, debía volver al comienzo y repetir toda la operación. La intensidad con que me dedicaba a mis rituales era abrumadora. A veces podía hacerlo sin experimentar ansiedad, pero había ocasiones en que ésta era demasiado fuerte.

Llegué hasta el extremo de no poder cocinar. Dejé de comer todo lo que hubiese tocado. Durante años no comí ningún alimento que se coge con los dedos, como patatas fritas, *pretzels* o bocadillos. Por cierto, aprendí que se puede preparar comidas sin tocarlas, especialmente en estos tiempos de alimentos envasados. Podía continuar eternamente con mis obsesiones y no tocar nunca un trozo de alimento. Hasta fui capaz de dejar de lavarme las manos mientras preparaba la comida durante este período, pues ya no estaban contaminadas por los alimentos. Pero proseguí con el ritual de lavarme las manos en otras ocasiones, como después de utilizar el cuarto de baño, por ejemplo.

Unos seis años atrás sufrí otro ataque de depresión. El TOC se intensificó durante esa época, y desarrollé más ramas en este árbol. Por ejemplo, nunca tocaba un cigarrillo. Siempre abría un paquete de cigarrillos y sacaba el primero tirando del papel de plata que los envolvía, y el resto lo hacía salir sacudiendo el paquete. Tampoco me tocaba los labios, porque tenían que estar limpios para comer. Me protegía de todo lo que pudiese entrar en mi sangre, así como de todo lo que ingería.

Para limpiarme los labios, los humedecía y luego los frotaba con una toalla de papel antes de comer cualquier cosa. Tenía un ritual complicado asociado con lavarme los labios: me los frotaba una vez en un sentido, luego en sentido inverso, y así sucesivamente hasta quedar satisfecha con el resultado. Incluso me limpiaba los labios en el trabajo. Me escondía de los demás en el cuarto trasero donde se almacenaban las toallas de papel.

Si sabía que no iba a comer ni a fumar, entonces no era necesario que me limpiase los labios. Sin embargo, si iba a estar fuera durante el día y me limpiaba antes de salir, no me los tocaba en todo el día hasta quizá cuando me encontraba en el camino de regreso a casa y sabía que ya no iba a fumar o comer. Una vez en casa, sabía que podía volver a limpiármelos. También tenía que soplarme los labios si tenía la sensación de que estaban sucios y necesitaban ser limpiados mientras me hallaba fuera.

En el peor momento de mis síntomas, volví a someterme a una serie de rituales en forma cotidiana. Lo primero que hacía por la mañana era limpiarme los labios porque quería fumar un cigarrillo. Luego tenía que ir al baño. Pasaba de veinte minutos a una hora en el cuarto de baño. Llegué a un punto en que me programaba porque trataba de romper ese hábito, al menos haciéndolo un minuto más corto cada día. ¡Si lograba reducirlo a quince minutos, eso era estupendo! Pero la próxima vez alguna tensión podría hacer que volviese a permanecer en el baño durante media hora, y todo ese esfuerzo quedaba anulado.

Luego tomaba mi café. Cogía un vaso de papel y lo hacía girar un número determinado de veces. Bebía mi café solo en un lugar determinado de la cocina: sentada en mi taburete junto al mostrador. Allí tomaba una taza de café y fumaba un cigarrillo. No fumaba dos cigarrillos con una taza de café. En este ritual sólo se permitía fumar uno. Una vez que terminaba con el café, mis labios volvían a estar sucios, por lo que debía limpiármelos. Entonces me dirigía al dormitorio para comenzar a prepararme para ir al trabajo. Mis labios volvían a estar sucios, porque había caminado hasta otro cuarto donde había polvo y suciedad o cualquier otra cosa en el aire. Me pasaba el día limpiándome los labios cada vez que cambiaba de lugar, incluso cuando pasaba de una habitación a otra.

Nunca fumaba del mismo paquete de cigarrillos en lugares diferentes o de modos distintos. Siempre llevaba un paquete nuevo al trabajo, o lo compraba cuando me detenía a tomar un café. Lo fumaba durante el día, pero al final del día no debía llevar ese paquete a casa. Ese paquete quedaba eliminado. Si lo llevaba conmigo fuera de la oficina se contaminaría en el camino a casa. Por consiguiente, tenía otros cigarrillos esperándome en casa. ¡Me costaba un montón de dinero tirar estos paquetes a medio consumir! Al principio me sometía al ritual de meter los cigarrillos en mi bolso de un modo determinado para cerrarlos herméticamente. Luego llegué a estar tan cansada de este ritual que me dije: «Al diablo con él, no sirve de nada. Tiraré los cigarrillos». Por lo tanto, eso es lo que hacía.

Dos años atrás vi un programa sobre TOC en un canal de televisión. Fue entonces cuando comprendí cuál era mi problema. Encontré un grupo de apoyo de autoayuda para el tratamiento del TOC en mi ciudad y me uní a él hace un año y medio.

El grupo ejerció un efecto muy positivo sobre mí. Cada uno de sus integrantes se fijaba sus propios objetivos, y nos reuníamos cada dos semanas. Algunas semanas sólo nos reuníamos tres integrantes del grupo, mientras que otras semanas éramos diez, según quién se ocupase de organizar la sesión. Como soy una persona con capacidad organizativa, yo era la secretaria oficial, encargándome de tomar notas, de llamar a la gente y de hacer cualquier otra tarea que fuese necesaria.

Cuando comencé a participar en el grupo me pregunté: «¿Quieres curarte?». Y me contesté: «Sí, quiero curarme. Definitivamente. Y éste es el momento oportuno». En primer lugar, usted debe decidir ayudarse, luego el grupo resulta fantástico para brindarle apoyo moral y aliento. Es bueno para cualquiera que necesite saber que existen otros obsesivo-compulsivos. Es bueno para obtener consejo y toda clase de relación de apoyo que necesite mientras pasa por esto.

Todos nos fijábamos objetivos, y se suponía que todos nos dirigíamos a alcanzarlos. Por ejemplo, yo decidí que iba a renunciar a una cuestión problemática importante y a cinco de carácter secundario cada dos semanas. A veces lograba superar dos o tres problemas importantes en esas dos semanas, pero comencé con las que eran más fáciles. Empecé con los cigarrillos. Deliberadamente fumaba el primero y los dos últimos, lo cual no era capaz de hacer antes. Yo solía dar sólo dos caladas al cigarrillo. Por lo tanto, también decidí fumar tantos cigarrillos como me viniese en gana.

Otro ejemplo: no podía tocarme el brazo a la altura del codo, porque me parecía que estaba contaminado. Eso duró durante casi tres años. Siguiendo con mi lista, decidí comenzar a tocarme el codo otra vez. No sólo hasta el día de mañana, sino para siempre. Comprometerme por un día está bien, pero no se trata sólo de un día. Me queda el resto de mi vida. Tengo que hacer esto para siempre. Una vez que decidí descontaminar mi codo, éste quedó descontaminado. Usted no puede tratar de detener su ritual sólo un poquito, porque es como si sólo se estuviese un poquito embarazada. Se está o no se está embarazada. Una vez que se abandona un ritual, nunca hay que retomarlo. Para mí supondría un fracaso. No bastaba con aligerarlo. Eso no funcionaba. Tenía que terminar con él, simplemente ponerle fin.

Por ejemplo, tenía un problema con los restaurantes. Si en algún momento miraba un restaurante durante el día, no podía volver a él más tarde ese mismo día. Pero una noche, de camino a casa después de haber participado en una de nuestras reuniones, me detuve y decidí tomar una taza de café en un restaurante donde había almorzado. Una vez que decidía romper con un ritual, nunca dejaba que volviese a dominarme.

Hubo cientos de ejemplos como ése. Nunca respiraba por la boca, a menos que tuviese los labios limpios. ¡Pruebe a hacerlo alguna vez y mantenga una conversación! ¡Es muy difícil! Ni siquiera podía limpiarme la boca cuando comía, porque consideraba que la servilleta no estaba limpia.

Cuando me proponía terminar con un ritual, tomaba mis decisiones muy rápidamente. A menudo esto sucedía en el momento en que estaba a punto de comenzar con ese ritual. Me decía: «Bien, voy a terminar con esto ahora mismo». No me sentaba y le daba largas al asunto, ni enumeraba metódicamente qué rituales abandonaría hoy y cuáles mañana. Comencé con los más insignificantes, sabiendo que finalmente iba a poder con los más serios. Me decía: «Cruzaré ese puente cuando llegue a él. Voy a dedicarme a eso ahora mismo».

Si una semana estaba trabajando en un ritual importante en particular y cinco menos serios, sólo me dedicaba a ese esfuerzo. El resto de los rituales persistían, porque no podía terminar con todos ellos de una sola vez. Eso hubiese sido un disparate, pues eran demasiados rituales. De modo que tenía que concentrarme en unos cinco rituales específicos. Comencé trabajando con los menos serios, porque tenía que empezar por algún lugar. Me llevó casi un año ocuparme de los más graves.

Varios meses atrás decidí unirme a un grupo de terapia conducido por un psicólogo. En el grupo de autoayuda algunas personas no están tan motivadas como otras. Se tiende a poner menos empeño y la gente no lo advierte. Pero en la terapia de grupo si usted no quiere realmente curarse, ni siquiera vale la pena que se moleste en ir. El grupo de autoayuda resultaba perfecto para trabajar con todos mis demás rituales. Una vez que hube comenzado con los más serios, sabía que tenía que procurarme un poco más de ayuda profesional. Este grupo de terapia estaba limitado a sólo cuatro participantes, y nos reuníamos cada dos semanas.

Fue en este grupo que trabajé más activamente en mis problemas con la comida. Puesto que éste fue el primer ritual que se me presentó, parece haber sido el más difícil de superar y fue el último en desaparecer. La segunda semana que participaba en el grupo, el terapeuta hizo que me llevase un dedo lo más cercano posible a los labios, manteniéndolo allí durante diez minutos. Eso fue duro para mí, pero lo hice.

En la sesión siguiente, una de las mujeres del grupo puso en el suelo un caramelo. La mujer dijo: «Gustina, come ese caramelo». Bien, eso me puso en un aprieto porque yo no quería comerlo, aunque sabía que no pasaría nada si lo hacía. Recuerdo claramente ese día. Era el 26 de noviembre, el jueves anterior al Día de Acción de Gracias. Tosí, carraspeé y traté de dar marcha atrás. Finalmente, sin pensarlo, cogí el caramelo y me lo llevé a la boca.

Después de esa experiencia con el caramelo comencé a trabajar directamente sobre mi miedo, a comer tarta de manzana y helado, y todas las otras cuestiones importantes. Yo solía adorar la tarta de manzana y el helado. Es lo más norteamericano que se puede pedir. Cuando repaso esos veinte años horrorosos, pienso que yo sentía que no era lo bastante buena como para comer ese postre, que no lo merecía. Ello tenía algo que ver con mi falta de autoestima. En esa época yo temía la posibilidad de llegar a sentirme ansiosa o deprimida si lo comía. Una noche me detuve en una pastelería, pedí tarta de manzana y helado, y lo comí todo. En realidad, era la misma noche en que había comido el caramelo durante la tercera reunión de grupo. Abandoné la reunión, me dirigí directamente a una pastelería, y pedí tarta de manzana y helado. Esa noche acompañaba a su casa a uno de los integrantes del grupo. Nos detuvimos en una pastelería. Yo no quería comer porque estaba haciendo dieta, pero supuse que tenía que hacerlo. Una vez que tomé la decisión, dejé de sentirme ansiosa.

El momento más crucial fue cuando tuve que llevarme a la boca el caramelo que había estado en el suelo. A la mañana siguiente era la víspera del Día de Acción de Gracias. Cuando me desperté sentí que lo hecho, hecho estaba y que no había manera de volver atrás. No me importaba lo sucedido, no había manera de volver atrás. En esa época yo me encontraba sin empleo, pero de algún modo me sentía muy positiva respecto de mi futuro.

Más tarde, ese mismo día, decidí limpiar las habitaciones del piso superior. Debe saber que nunca limpiaba la casa sin grandes preparativos. Pero ese día me sentía fuerte y decidí que comenzaría esa tarea. Físicamente, estaba casi tan tensa como una banda elástica. Me dolían los músculos de las piernas. Por supuesto, estaba haciendo frente a un problema muy básico, pero ni se me cruzó la idea de volver atrás. Pude haber dicho: «Ahora vas a sentirte muy inquieta. Quizá deberías detenerte y olvidarlo, e intentarlo en otra ocasión». Yo contaba con mi capacidad para disociar el

TOC de cualquier clase de emoción consciente. Por cierto, inconscientemente yo estaba muy tensa. Conscientemente me decía la manera en que podía hacerlo. En mi mente me imaginaba que la sesión de grupo de la noche anterior era como si hubiese pasado por el quirófano. Yo decía: «Ayer estuve en el quirófano, y hoy estoy en la sala de recuperación. Supongamos que me han sacado la vesícula biliar. Con eso también se sufre durante un par de días, de modo que ésta es una reacción típica. Estoy en la sala de recuperación, y voy a superar este problema». Estaba resuelta y decidida a llevar a cabo mi propósito, y lo hice.

Después de limpiar durante una hora o dos tuve que preparar la cena para el Día de Acción de Gracias en casa de mi hermano. Recuerdo que una vez que llegué a su casa comencé a caminar de un lado a otro. Pensaba para mí: «Voy a sufrir una crisis nerviosa aquí. Tengo que retirarme». Dije a mi hermano: «Estoy en proceso de abandonar un montón de mis rituales, de modo que tendrás que tener paciencia porque me siento angustiada y necesito marcharme». Él dijo: «Gustina, recuerda que estás en tu primer día de recuperación. Estás un día mejor». Después de permanecer en casa de mi hermano durante un rato y de hablar con franqueza con personas que se preocupaban por mí, mi ansiedad comenzó a desaparecer. Ése fue probablemente el día peor que he tenido, porque decidí abandonar uno de mis rituales más fuertes, el de la limpieza.

Tocar alimentos fue el ritual más duro de afrontar, pero también el más importante. Siempre he creído que la hora de la cena es muy importante para la unión de la familia, pero mis hijos y yo no comimos en la mesa durante ocho años. No me preocupó tanto mientras ellos vivieron en casa, porque todavía podía verlos. Una vez que se fueron de casa me sentí muy motivada a controlar mis rituales referentes a la comida, a fin de poder disfrutar de la mesa en compañía de mis hijos y nietos. En la trastienda de mi memoria la mesa del comedor es el lazo que une a la familia. Sentía que necesitaba ser capaz de invitar a mis hijos con sus cónyuges e hijos a cenar, porque vivía sola y quería mantener unida a mi familia.

Como suele suceder, cumplí con ese objetivo. Hace un par de semanas, preparé sopa de verduras por primera vez sin lavarme las manos y sin comprar la comida en un día señalado. Preparé toda la comida. Y no me limité a hacer un poco de sopa de verdura, ¡hice un montón!

Con todo, fue divertido. Pasé por todas estas inquietudes para preparar mi primer comida sin ritualizar. Entonces telefoneé a mi hija para invitarla a ella y a su marido a cenar. Mi hija dijo: «Lo siento, no podemos ir». Pero lo hicieron a la noche siguiente. Ella se mostró sorprendida cuando yo me senté con ellos: «Oh, ¿tú también vas a comer?», preguntó mi hija. Yo repuse: «Bueno, sí. ¿No creerás que hice esto sólo para ti, no es cierto?». No era más que un plato de sopa, pero lo comimos juntos y yo estuve relajada y sin rituales. Ése fue un gran paso para mí.

Tengo algunas sugerencias para las personas que comienzan a hacer frente a sus problemas. Como dije antes, es necesario despojar al ritual de su aspecto emocional. No lo contemple con ninguna clase de emoción, sino simplemente como un ritual obsesivo-compulsivo. Cuánto más disocie energía y emoción, más fácil le será manejar el ritual. Cuando su ritual ya no está asociado con emociones, entonces usted se vuelve lógico. Llega a ser capaz de decir, por ejemplo: «No es más que comida». Incluso ahora cuando veo algo que no tiene muy buen aspecto, me lo como.

Usted no puede olvidar practicar sus técnicas. Aun cuando yo afirmo que ya no voy a realizar determinado ritual, eso no quiere decir que lo haya vencido por completo. Todavía trabajo en él, y probablemente estaré haciéndolo durante mucho más tiempo. He logrado llegar al punto en que he olvidado la mitad de las cosas que solía hacer y, con optimismo, las olvidaré del todo. Pero hasta alcanzar ese momento usted tiene que trabajar en sus rituales, porque su pauta de comportamiento ha estado allí durante mucho tiempo.

Algunos días se produce una recaída cuando los rituales reaparecen. Esto no quiere decir que usted vuelva a ellos. Únicamente cuando está cansado o solo, o en una situación angustiante, el impulso de ejecutar rituales vuelve a hacerse fuerte. Es importante recordar que ello no es permanente y que mañana será otro día. No proyecte sus problemas más allá del día de hoy.

Piense que otro punto clave es encontrar personas que le apoyen a lo largo de todo este proyecto. Para mí, el grupo de autoayuda fue muy importante. Me enriquecí escuchando a otras personas del grupo, pues muchas de ellas habían aprendido mediante la terapia de la conducta. Todas eran personas corrientes, normales, inteligentes, buenas y honestas que sufrían un problema. Para algunas personas se trata de un problema horrendo. A pesar de la seriedad de mi problema, yo todavía era capaz de funcionar. Aún podía trabajar. Aunque manipulase e intrigase, todavía lograba ser capaz de alimentarme. El grupo me brindó muchísimo apoyo y me permitió saber que no era la única con ese problema. Comprendí que se trata de una enfermedad y no de alguna clase de maldad de mi parte, ni de ningún tipo de cuestión moral. No tenía nada que ver con la moralidad. Es una enfermedad.

Supongo que yo soy una prueba de que es posible eliminar este problema, pero realmente usted tiene que querer ocuparse en ello. No puede hacer esfuerzos sin ánimo. Tiene que estar realmente dedicado a su tarea. No puede perder su tiempo. Si se integra a un grupo, no puede decir: «Bien, quizá vaya esta semana y quizá no vaya». Tiene que poner empeño para llegar a curarse. Tiene que querer curarse de verdad. Usted puede dejar de practicar un ritual y al cabo de un mes o dos éste reaparecerá inesperadamente, por lo que debe estar motivado, o unos pocos reveses lo desalentarán.

Prepárese para trabajar duro y con el propósito de mejorar. Si pierde el tiempo en este aspecto, también lo perderá con el resto de su vida. Imagino que quizá me quedan unos veinte años de vida. De ningún modo quiero pasar el resto de mi existencia de esta manera. Ya viví con el TOC durante casi la mitad de mi vida.

El terapeuta de grupo me dijo una vez que no es necesario que mi nieto se entere de que yo he tenido TOC, y eso me produjo un gran impacto. Tiene razón. Mis nietos aún son muy pequeños y ahora el TOC se acabó para mí, está eliminado. Por consiguiente, ellos podrán ver a una abuela que actúa con normalidad y no se queda atrapada en la cocina, ni tiene dificultades para abandonar el cuarto de baño.

El valor es relativo. Si usted no teme a nada, entonces no puede ser valiente. Sólo se es valiente en relación con algo que se teme. Si usted teme salir de la cama por la mañana y sin embargo lo hace al comienzo de cada día, para mí eso es valentía. Yo he pasado por ello, de modo que sé que a veces levantarse por la mañana puede requerir muchísimo coraje. Es mucho más fácil permanecer allí tendido para siempre.

Unas palabras finales de aliento

Como puede comprobar, Shirley, Joel, Annette, Kate y Gustina son personas que sufrieron serios problemas obsesivo-compulsivos. Durante años, sus obsesiones y compulsiones ocuparon sus horas de vigilia con angustia y sufrimiento. Antes de adoptar el programa cognitivo-conductual tenían la seguridad de estar predestinadas a una larga vida de padecimiento. Sin embargo, todas ellas encontraron modos para desafiar a su destino emprendiendo una acción que, en el corto plazo, les hizo sentirse aún *más* ansiosos e inquietos.

Existen miles de pacientes obsesivo-compulsivos que pueden relatar similares historias de éxito. ¿Cuál es el rasgo común a todos ellos? La siguiente frase de Shirley puede captar mejor la esencia de su éxito: «... *Simplemente decidí que iba a terminar con esa clase de comportamiento. Decidí que no iba a permitir que algo semejante me fastidiase, y eso es todo lo que hace falta*». Fue esta actitud la que capacitó a Shirley para seguir el programa de manera diligente. Comprendió lo fuerte que era su impulso de ritualizar y supo que no podría curarse si su compromiso de cambiar no era más que una tentativa. Ganar la batalla requirió que persistiese en seguir el *nuevo* plan de acción que adoptó.

Una y otra vez las personas con TOC demuestran que pueden mejorar sus vidas de manera espectacular si perseveran en su decisión de abandonar sus obsesiones y compulsiones. Usted también puede unirse a ellas buscando en su interior fortaleza y determinación.

No es necesario que aborde su problema solo. Si se muestra vacilante a la hora de iniciar el programa, o si comienza a perder su ímpetu al cabo de unas semanas, entonces busque la ayuda de un profesional de la salud mental experto, averigüe si existe un grupo de apoyo local para TOC, o pida a un amigo íntimo que le ayude a poner en práctica el programa de autoayuda.

Índice temático

230

Índice

237

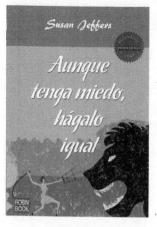

AUNQUE TENGA MIEDO, HÁGALO IGUAL

Susan Jeffers

Libérese del miedo que le atenaza

Cuando corremos un riesgo, cuando nos adentramos en territorios poco familiares o nos enfrentamos al mundo de una forma nueva, experimentamos miedo. Y, muy a menudo, ese miedo evita que progresemos en nuestra vida. Para que esto no suceda, lo mejor que podemos hacer es explorar los obstáculos que nos impiden vivir a nuestra manera, evitar elegir el camino más cómodo y aprender a identificar las «excusas» que nos hacen resistirnos a cualquier cambio. Las técnicas explicadas en este libro son auténticas herramientas de fácil aplicación y de gran eficacia para:

· Controlar la propia vida y vencer al miedo.
· Cambiar la forma de pensar y eliminar la ira y el resentimiento.
· Encontrar el trabajo deseado.
· Crear relaciones positivas con los demás.
· Afrontar las situaciones con fuerza y seguridad en sí mismo.

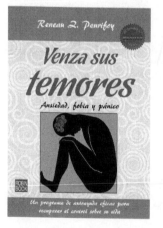

VENZA SUS TEMORES

Reneau Z. Peurifoy

Ansiedad, fobia y pánico

En esta nueva y magnífica edición, el autor, que demuestra su gran experiencia como psicólogo, amplía y profundiza su programa de ayuda, original y de probada eficacia, para tratar y superar en 15 pasos o lecciones los trastornos que causan esos cuatro jinetes del Apocalipsis del mundo desarrollado que son la ansiedad, la fobia, la agresividad y el estrés. Aprenda, paso a paso, a vencer síntomas, miedos y comportamientos como:

· las sensaciones de ahogo,
· las palpitaciones,
· los dolores en el pecho,
· la transpiración,
· el vértigo y los temblores incontrolados,
· el temor a estar seriamente enfermo o incluso a morir,
· el miedo a cometer acciones descontroladas,
· el retraimiento ante situaciones u objetos comunes y cotidianos,
· las compulsiones indeseadas e incontrolables.